Hèla Ben Jmaà

Tumores do coração: Diagnóstico e tratamento

Hèla Ben Jmaà

Tumores do coração: Diagnóstico e tratamento

Tumores cardíacos

Imprint
Any brand names and product names mentioned in this book are subject to trademark, brand or patent protection and are trademarks or registered trademarks of their respective holders. The use of brand names, product names, common names, trade names, product descriptions etc. even without a particular marking in this work is in no way to be construed to mean that such names may be regarded as unrestricted in respect of trademark and brand protection legislation and could thus be used by anyone.

Cover image: www.ingimage.com

This book is a translation from the original published under ISBN 978-620-6-71878-9.

Publisher:
Sciencia Scripts
is a trademark of
Dodo Books Indian Ocean Ltd. and OmniScriptum S.R.L publishing group

120 High Road, East Finchley, London, N2 9ED, United Kingdom
Str. Armeneasca 28/1, office 1, Chisinau MD-2012, Republic of Moldova, Europe
Printed at: see last page
ISBN: 978-620-8-04047-5

ÍNDICE DE CONTEÚDOS

ACE: Antigénio Carcino Embrionário

ADN: Ácido desoxirribonucleico

C3: Complemento 3

CA 125: Antigénio carcinoide 125

CEC: Circulação Extracorporal

IAC: Comunicação Interaural

CIV: Defeito do septo ventricular

Cm: centímetro

CMG: Cardiomegalia

PCR: Proteína C Reactiva

DPN: dispneia paroxística nocturna

ECG: Eletrocardiograma

ETE: Ultrassom transesofágico

ETT: Ultrassom trans-torácico

FM: Foyer Mitral

Gr: Grama

Gy: Cinzento

CDI: Insuficiência cardíaca direita

ICG: Insuficiência cardíaca congestiva

IM: enfarte do miocárdio

Ig G: Imunoglobulina G

IL 6: Interleucina 6

IM: Insuficiência mitral

MRI: Imagem por Ressonância Magnética

Mm: Milímetro

MPS: Mucopolissacárido

NS: A nossa série

NSE: Enolase Específica do Neurónio

OD: Orelha direita

OG: Auricular esquerdo

OS: Osteossarcoma

PNE: Eosinófilos polinucleares

PS100: Proteína S100

PTI: Pseudotumor inflamatório

RD: Rolamento diastólico

MVR: Substituição da válvula mitral

AIS: Septo Atrial

SIV: Septo interventricular

SS: Suspiro sistólico

TC: tomografia computorizada

VD: ventrículo direito

VE: Ventrículo esquerdo

VIH: Vírus da Imunodeficiência Humana

VM: Válvula mitral

VS: Taxa de sedimentação

I- Introdução :

Os tumores cardíacos são tumores que se desenvolvem a partir de vários elementos do endocárdio, do miocárdio e do pericárdio.

As metástases têm maior incidência do que os tumores primários. Em relação aos tumores primários, o mixoma é o tumor mais comum na região cavitária, ao contrário da região valvular, onde predomina o fibroelastoma [1].

Os sintomas clínicos são muito variáveis. Dependem mais da localização do tumor do que do seu tamanho. Por exemplo, um grande tumor que se infiltra no músculo cardíaco pode ser clinicamente assintomático, enquanto um pequeno tumor localizado no endocárdio valvular pode impedir o fluxo sanguíneo e ter uma expressão clínica ruidosa.

O diagnóstico destes tumores é atualmente facilitado por técnicas de imagem não invasivas, em particular a ecocardiografia.

O desenvolvimento da cirurgia de excisão e reconstrução cardíaca tornou possível transformar esta patologia numa condição curável.

II-   História :

Os tumores do coração são reconhecidos desde há muito tempo, remontando à autópsia de Colombo ao Cardeal Gambara em 1559 [2, 3].

No século XVII, Bartoletti e Piscini [2] introduziram o termo "pólipo" do coração para designar todas as massas que podem ser encontradas no interior do coração, por analogia com os pólipos uterinos e nasais.

Em 1809, Burns [2] descreveu um tumor pedunculado do OD, envolvendo a valva tricúspide e a VD. Em 1843, De Puisaye [2] descreveu um tumor polilobado, em forma de uva, gelatinoso, mole, pedunculado, do OG, na região do forame oval, projetando-se no VE através da valva mitral.

Em 1945, os trabalhos de Mahaim [2] sobre os tumores do coração contribuíram para o desenvolvimento deste capítulo da patologia cardíaca e para a clarificação das ideias sobre o tratamento cirúrgico. Em 1947, sugeriu que os pacientes com suspeita de tumores cardíacos fossem submetidos à angiografia.

O advento da angiocardiografia tem sido de vital importância no diagnóstico de tumores cardíacos em indivíduos vivos. Foi utilizada pela primeira vez para o diagnóstico de mixoma cardíaco por Golberg e colaboradores [4, 3] em 1952.

Em 1954, Crafoord [5] realizou a primeira ressecção cirúrgica de um mixoma do OG sob CEC. Em 1959, Effert e Domanig [6] suspeitaram do valor da ecocardiografia no diagnóstico de tumores cardíacos.

Em 1960, Cooley [7] descreveu a primeira ressecção do AIS e Franfenfeld relatou a primeira cura de um mixoma bi-auricular [7].

A ecocardiografia, introduzida em 1968 por Shattenberg [8,3], forneceu o primeiro diagnóstico ecocardiográfico de mixoma atrial. Desde então, tem sido considerado o método de eleição para o diagnóstico precoce dos tumores cardíacos e para o acompanhamento da sua evolução após ressecção cirúrgica.

III-   Epidemiologia :

1- Frequência :

Os tumores primários do coração são raros. A sua incidência varia de 0,001% a 0,33% [9, 10, 11]. São dominados pelos mixomas benignos, que representam cerca de 50% de todos os tumores cardíacos primários, e são, na maioria das vezes, esporádicos, embora estejam descritas formas familiares associadas a lesões extra-cardíacas em 5% dos casos [12].

Os lipomas são responsáveis por 8 a 12% de todos os tumores cardíacos primários [13]. Os pseudotumores inflamatórios do coração são lesões benignas extremamente raras de etiologia indeterminada. A sua verdadeira incidência é desconhecida [14].

Os rabdomiomas são tumores congénitos raros que afectam preferencialmente as crianças, representando três quartos dos tumores cardíacos neonatais [14]. Em mais de metade dos casos, fazem parte de uma facomatose: a esclerose tuberosa de Bourneville [14].

O segundo tumor congénito cavitário mais comum em crianças, depois do rabdomioma, é o fibroma. Os hemangiomas são tumores vasculares benignos que representam menos de 2% dos tumores cardíacos [15]. São frequentemente isolados, mas podem estar associados a hemangiomas cutâneos, hemangiomas hepáticos ou síndrome de Kasabach-Merritt (múltiplos hemangiomas, trombocitopenia e distúrbios de coagulação) [14].

Os tumores malignos primários são raros e representam 25% de todos os tumores primários. A maioria são sarcomas [59, 156]. Os tumores secundários são 20 a 40 vezes mais comuns que os tumores primários [16]. Os sarcomas representam 95% dos tumores cardíacos malignos primários.

Os tipos histológicos mais comuns são os angiossarcomas (37%), os sarcomas indiferenciados (24%), os rabdomiossarcomas (20-30%), os fibrossarcomas (10-15%), os leiomiossarcomas (8-9%) e os osteossarcomas (3-9%) [9]. O lipossarcoma é uma forma muito rara de sarcoma primário. O histiocitofibroma maligno é o sarcoma de tecidos moles mais comum em adultos, mas é extremamente raro no coração [17].

Os linfomas representam 5% dos tumores malignos primários do coração [18, 19]. A sua incidência está a aumentar devido ao aumento da taxa de infeção pelo vírus Epstein Barr e pelo VIH em doentes imunocomprometidos; a sua incidência é também maior após o transplante cardíaco [20]. Quase todos os casos são linfomas malignos não-Hodgkin tipo B.

O mesotelioma de Tawarian é um tumor excecional, de pequenas dimensões e localizado no nódulo atrioventricular [14].

Os tumores primários que metastizam para o coração são divididos em três grupos por ordem de frequência [9] :

- Os cancros com elevada incidência de metástases: melanoma e cancros broncopulmonares.

- Os que apresentam um risco intermédio de metástases: carcinomas do fígado, do estômago, do cólon, do reto, dos ovários, da tiroide, do esófago, da mama, linfoma e leucemia.

- Os que têm um baixo risco de metástases: este grupo é representado pelo resto dos tumores malignos.

Embora as metástases cardíacas sejam muito mais comuns do que a neoplasia primária, não se registaram casos no nosso grupo de doentes.

Os fibroelastomas papilares têm uma frequência estimada de 0,0017 a 0,33% em séries de autópsias [21]. Representam 7% dos tumores benignos do coração e são o principal tumor valvular [22]. A localização valvular dos mixomas é extremamente rara. As metástases cardíacas raramente envolvem válvulas.

Os hemangiomas pericárdicos são tão comuns como os hemangiomas intracavitários. Os teratomas benignos são o tumor pericárdico mais comum em crianças e bebés. Os tumores pericárdicos primários são raros. Os mesoteliomas representam 50% destes tumores e 0,0022% de todos os tumores cardíacos [23]. Estão frequentemente associados a uma localização pleural. Os linfomas pericárdicos são, na maioria das vezes, uma extensão de linfomas cavitários. As metástases pericárdicas são essencialmente linfomas.

As respectivas frequências dos diferentes tipos histológicos de tumores cardíacos primários são apresentadas na Tabela I [22, 7, 13, 15, 23, 19]:

Tabela I: Frequência dos tipos histológicos mais frequentes de tumores cardíacos.

	Localização cavidade	*Localização valvular*	*Localização pericárdico*
mixoma	62,25 %	Muito raros	desconhecido
lipoma	8 à 12 %	Muito raros	desconhecido
PTI	desconhecido	excecional	desconhecido
hemangioma	0,06 %	excecional	0,06 %
sarcoma	23,75 %	excecional	raro
linfoma	1,3 %	excecional	raro
fibroelastoma	Muito raros	5,25 %	desconhecido
mesotelioma	excecional	excecional	0,0022 %

2- Terreno :

Noventa por cento dos doentes com mixoma têm idades compreendidas entre os 30 e os 60 anos [24]. A idade média é de 50 anos [25]. As formas familiares são observadas em doentes mais jovens. A maioria das séries publicadas mostra uma predominância do sexo feminino, com um rácio entre sexos de até 0,33 [26, 27].

Os lipomas e a hipertrofia lipomatosa do TAI afectam preferencialmente indivíduos idosos, com uma idade média de 70 anos [14]. Não há predileção por sexo.

Os pseudotumores inflamatórios (PTI) afectam principalmente as crianças. São raros em adultos [28]. Li et al [29] publicaram 7 casos que afectaram crianças com idades compreendidas entre os 4 meses e os 17 anos. Coffin et al [30] também descreveram 84 PTIs extra-pulmonares com uma idade média de 12 anos. Não houve predileção pelo género.

Os rabdomiomas são o tumor cardíaco mais comum na população pediátrica [31]. Representam 65% dos tumores cardíacos primários em lactentes. Os fibromas cardíacos são tumores congénitos que afectam crianças, um terço das quais com menos de um ano de idade. Não são específicos do sexo.

Os hemangiomas ocorrem numa idade média de 43 anos. Ocorrem mais frequentemente em homens do que em mulheres [24]. Os sarcomas ocorrem principalmente entre a terceira e a quinta década de vida, e variam de 1 a 76 anos de idade.

Nos adultos, o angiossarcoma é o tipo histológico mais comum. Nas crianças, estes tumores são raros e dominados pelo rabdomiossarcoma, seguido pelo fibrossarcoma e depois pelo teratoma maligno.

A idade média de diagnóstico dos leiomiossarcomas situa-se entre os 40 e os 50 anos, em comparação com os 47 anos dos lipossarcomas e dos sarcomas indiferenciados. São predominantemente do sexo masculino; o rácio entre os sexos situa-se entre 2 e 3 [32].

A idade média dos pacientes com linfoma cardíaco primário é de 38 anos. Há uma ligeira predominância do sexo masculino [24]. As metástases cardíacas predominam em pacientes na sexta ou sétima década de vida. A proporção entre os sexos é próxima de 1.

Os fibroelastomas afectam todos os grupos etários, desde o período neonatal até à décima década de vida, mas predominam nos adultos. A idade média é de 60 anos. A proporção entre os sexos é próxima de 1 [33].

As metástases cardíacas valvulares afectam principalmente indivíduos idosos. A idade média de aparecimento dos mesoteliomas pericárdicos é de 46 anos, com extremos entre 2 e 78 anos. Os teratomas são tumores fetais, diagnosticados em mais de 80% dos casos durante a gravidez [34].

Quadro II: Dados relativos a este domínio na literatura [33, 28, 25, 32].

	Idade média	Rácio entre os sexos	Idade média
Mixoma	50	0,33	54
Fibroelastoma	60	1	37
PTI	12	1	31
Neurofibrossarcoma	50	< 1	17

3- Localização:

O átrio esquerdo é responsável por 75% a 90% das localizações dos mixomas [35, 36, 7, 37, 38]. A implantação ocorre principalmente no SIA, na fossa oval ou em suas margens. Esta predileção é explicada pelo facto de a fossa oval ser o local de sequestro eletivo das células embrionárias multipotentes que constituem o tecido mixoide. Podem também ser inseridos nas superfícies anterior e posterior da aurícula ou na aurícula esquerda.

Entre 15% e 20% dos mixomas estão localizados no átrio direito, particularmente ao redor da fossa oval [36,7]. Menos freqüentemente, o mixoma se insere próximo à junção de uma veia cava ou na parede posterior [39, 35].

As formas ventriculares são raras e ocorrem principalmente em indivíduos jovens. A frequência das formas ventriculares esquerdas está estimada entre 2,5 e 4% dos mixomas [40, 41, 42], e a das formas ventriculares direitas entre 2 e 4% [43]. Múltiplas formas na mesma câmara ou em várias câmaras cardíacas ao mesmo tempo são possíveis e, na maioria das vezes, são formas familiares [43]. Numa grande série de 123 casos de mixoma, Goswami et al [44] descreveram apenas dois casos de localização múltipla de mixoma no coração direito.

IV-   Estudo clínico :

1- Circunstâncias da descoberta :

Os tumores cardíacos são caracterizados por um elevado grau de polimorfismo clínico, o que pode levar a um diagnóstico tardio. As manifestações clínicas são determinadas pela localização, tamanho e mobilidade dos tumores e não pelo seu tipo histológico. No caso de um tumor do coração esquerdo, os sintomas dependem também da relação do tumor com o orifício mitral, dada a interferência com o esvaziamento auricular.

A dispneia de esforço é o sintoma mais frequente. As frequências relatadas na literatura variam de 54 a 90% [37, 42].

Pode ser observada dispneia paroxística nocturna e edema agudo do pulmão. Estes ataques paroxísticos estão geralmente relacionados com o aprisionamento do tumor no orifício mitral ou com a obstrução da parte proximal das veias pulmonares. Podem também estar associados a embolia pulmonar maciça ou derrame pericárdico neoplásico compressivo [45].

A síncope verdadeira é rara. Podem ser a única forma de expressão de um mixoma móvel do OG devido ao fechamento do tumor no orifício mitral. Estas síncopes geralmente ocorrem com mudanças de posição e estão relacionadas à queda súbita do débito cardíaco quando o tumor fica enclausurado [46]. A síndrome postural também pode se manifestar por lipotimia ou seus equivalentes (borramento visual, pontos brilhantes na frente dos olhos).

A dor no peito ocorre em 10-20% dos casos de mixoma. Podem estar relacionadas com pericardite ou embolia pulmonar, ou representar um ataque de angina ou enfarte relacionado com a obstrução de um óstio coronário por um tumor emboligénico (frequentemente um fibroelastoma papilar) [14].

A hemoptise é, na maioria das vezes, moderada e está associada a embolia pulmonar relacionada com o tumor ou a metástases pulmonares de um sarcoma cardíaco ou de um linfoma.

O edema periférico é um sintoma de insuficiência ventricular direita. São freqüentemente observados em tumores de átrio direito que interferem na cinética da valva tricúspide [47]. A isquemia de membros pode ser conseqüência de uma embolia periférica [48]. A disfonia é uma manifestação clínica rara, cuja presença indica um estágio avançado da doença com metástases à distância. A cianose é observada principalmente em crianças com tumores congénitos.

Os tumores cardíacos podem ser revelados por outros sintomas, como tosse seca e palpitações.

Os sinais gerais estão frequentemente associados a mixoma, PTI, sarcoma e metástases cardíacas. Estes sintomas gerais são muitas vezes enganadores, levando a erros e atrasos no diagnóstico.

Os sinais descritos na literatura são muitos e variados. Incluem febre, deterioração do estado geral, artralgias e mialgias e, mais raramente, lesões cutâneas (eritema, pápulas, petéquias) ou síndroma de Raynaud.

2- Exame físico :

O sinal físico mais importante é a anomalia auscultatória, que muda consoante a posição do doente, indicando a mobilidade do tumor durante o ciclo cardíaco.

2- 1- Tumores do coração esquerdo :

No caso de tumores do OG, pode notar-se uma impressão de divisão de B1; isto deve-se à audição da expulsão súbita do tumor do ventrículo.

Outra caraterística auscultatória interessante é o plop tumoral no aparelho valvar mitral no início da diástole ventricular. Este som ocorre após o fechamento da aorta e apresenta-se como um falso estalido de abertura mitral [49,50].

Outras alterações auscultatórias podem sugerir estreitamento ou doença mitral ou, mais raramente, insuficiência mitral.

Pode ser observado um sopro de insuficiência tricúspide funcional.

2- 2- Tumores do coração direito [49, 50, 51] :

Nos casos de tumores do OD, a auscultação revela um sopro diastólico xifoide em 65% dos casos, indicando um esvaziamento auricular deficiente. O sopro sistólico devido à insuficiência tricúspide é menos frequente. Em 9% dos casos, a auscultação permanece normal.

A localização do ventrículo direito manifesta-se auscultatoriamente por um sopro sistólico de ejeção láteroesternal esquerdo, com ou sem sinais de insuficiência ventricular direita, apontando para o diagnóstico de estreitamento pulmonar.

Outros sinais auscultatórios que podem estar presentes são os sons de galope na insuficiência cardíaca e o atrito pericárdico e sons cardíacos abafados na efusão pericárdica.

V- Testes adicionais:

O objetivo destes exames é fazer um diagnóstico positivo do tumor cardíaco, suspeitar da sua natureza benigna ou maligna, avaliar a sua extensão loco-regional e monitorizar a sua evolução pós-tratamento.

1- Radiografia de tórax [52, 37, 38]:

A radiografia do tórax não é específica para a patologia tumoral. Pode ser normal ou apresentar anomalias:

- Uma silhueta mitral no caso de um tumor que estreita o orifício mitral e leva a uma dilatação progressiva do OG.

- Dilatação da artéria pulmonar com redistribuição vascular para os lobos superiores.

- Aumento da forma do coração devido a derrame pericárdico ou CMG.

- Opacidade do mediastino

- Derrame pleural resultante de insuficiência cardíaca ou da presença de um tumor pulmonar primário ou secundário [49, 53].

- Imagens de osteólise costal ou opacidades pulmonares [54].

2- Eletrocardiograma :

As alterações no ECG ocorrem em 75% dos tumores cardíacos [49, 50, 55]. Os sinais eléctricos são frequentemente inespecíficos. Podem ser observados os seguintes sinais:

- Fibrilhação auricular ou flutter

- Perturbações do ritmo ventricular

- Perturbações da condução atrioventricular e interventricular devido à invasão do tecido de condução

- Sinais de hipertrofia atrial ou ventricular esquerda foram encontrados em 53% dos mixomas de OG na série de Peters [56].

- Hipertrofia do ventrículo direito e desvio axial direito

- Perturbações da repolarização do miocárdio ou uma onda Q em ligação com uma embolia coronária

- A pericardite pode ser acompanhada de microtensão ou de alternância eléctrica

- Uma onda P alargada com um aspeto de dupla corcunda, uma onda P bifásica com uma positividade inicial larga seguida de uma negatividade estreita chamada de *cúpula e mergulho*, muito caraterística da hipertrofia do septo inter-atrial [14].

3- Ecocardiografia :

A ecocardiografia estabeleceu-se como a técnica de eleição para o diagnóstico de tumores cardíacos. Ela suplantou completamente a angiocardiografia selectiva devido à sua natureza não-invasiva [57].

3- 1- ETT :

Por ser simples, pouco dispendioso e não invasivo, o ETT é atualmente o exame de primeira linha para qualquer doente com suspeita de tumor cardíaco. É reconhecido por todos os autores [58,59] como sendo altamente eficaz para o diagnóstico positivo e para o estudo das caraterísticas morfológicas do tumor.

Especifica o tamanho do tumor, a sua forma, a sua base de inserção e a sua consistência, e explora as outras cavidades em busca de múltiplas localizações sincrónicas [60]. Também procura estenose ou regurgitação valvular de origem tumoral.

Pode mostrar derrame pericárdico, orientar a sua drenagem e guiar a biópsia percutânea [61, 62].

No entanto, esta técnica pode ser comprometida por :

- Falsos positivos (restos embrionários, hipertrofia ventricular parietal localizada, trombos, vegetações e artefactos).

- Falsos negativos no caso de uma janela de ultra-sons fraca ou de tumores pequenos.

A forma típica de mixoma aparece na ecografia bidimensional como uma massa frequentemente homogénea, com contornos regulares, implantada no SIA perto da fossa oval por um pedículo longo. Esta massa, mais ou menos volumosa, desloca-se para a frente e para trás, por vezes com encravamento diastólico no orifício mitral ou no VE (foto nº 1):

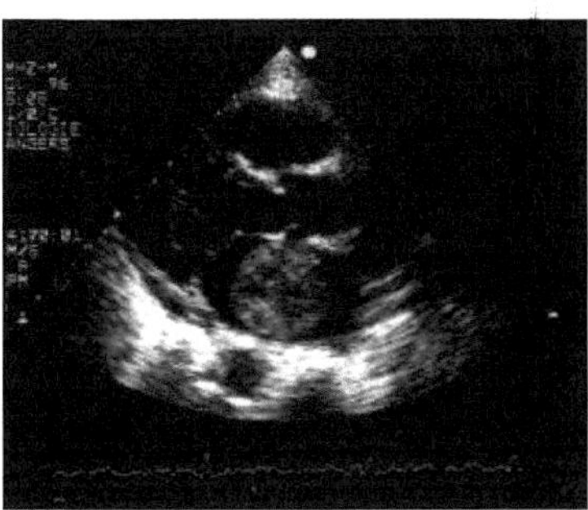

Foto 1: Ecocardiograma bidimensional em corte longitudinal de um mixoma de OG prolapsando para o VE em diástole [14].

Os mixomas não prolapsantes, que por vezes se localizam de forma invulgar na base ou no teto do OG, são mais difíceis de diagnosticar. Neste caso, o ETE é definitivamente útil.

O lipoma aparece no ETT como uma massa cavitária, hiperecogénica e bem circunscrita [63]. A hipertrofia lipomatosa do SIA apresenta-se como um aspeto patognomónico caraterístico de "haltere" ou "diabolo" do SIA (espessura septal superior a 15 mm).

No caso do rabdomioma, o ETT revela nódulos homogéneos, hiperecóicos, nas paredes ventriculares (foto 2) ou septais, por vezes com protrusão para o interior das câmaras cardíacas.

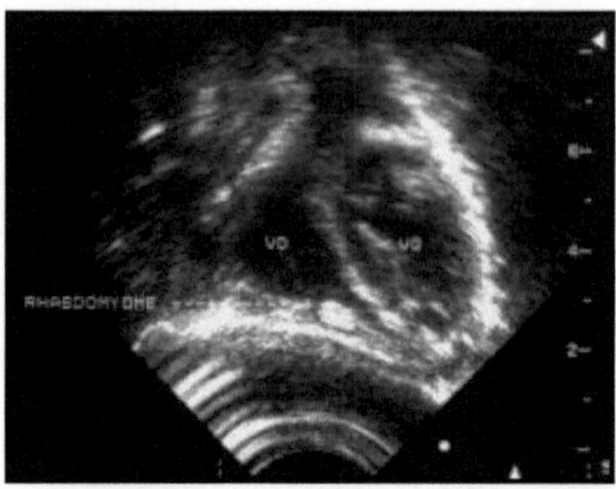

Foto 2: Rabdomioma que aparece como um nódulo hiperecogénico na parede do ventrículo direito e que se projecta para a cavidade ventricular direita [14].

O fibroma aparece no ETT como uma massa única nodular, hiperecogénica, bem delimitada, inserida na parede do miocárdio. Em alguns casos, a sua ecogenicidade é próxima da do miocárdio normal. Nestes casos, a RM pode ser utilizada para efetuar o diagnóstico.

A natureza maligna do tumor é suspeitada no ETT se houver invasão da veia cava inferior ou infiltração parietal [14].

O diagnóstico ecográfico dos fibroelastomas nem sempre é fácil. O primeiro passo é excluir a presença de vegetação associada a endocardite infecciosa. Os fibroelastomas são pequenas massas (frequentemente < 1,5 cm), muitas vezes pedunculadas, flapping e móveis, ligadas ou aderentes ao tecido valvular, mais frequentemente localizadas no lado auricular quando se localizam nas válvulas atrioventriculares, mas sem predileção pelas válvulas sigmóides. Raramente estão associados a disfunção valvular, apesar da elevada frequência de localização no endocárdio valvular.

Os tumores pericárdicos são massas suspeitas de malignidade se forem arredondadas e sésseis ou oblongas, e se estiverem associadas a derrame pericárdico [14]. A ultrassonografia pode ser usada para guiar a punção pericárdica e a biópsia.

A Tabela III compara as caraterísticas ultra-sonográficas dos tipos histológicos de tumores publicados na literatura.

Tabela III: Caraterísticas ecográficas dos tumores cardíacos [14].

	Fibroelastoma		PTI	Neurofibrossarcoma
Tamanho	Variável	< 1,5 cm	Variável	Tamanho grande
Ecoestrutura	Hiperecogénico	Hiperecogénico	Hipoecóico	Heterogéneo
Mobilidade	móvel	Telemóvel	Fixo	Fixo
Inserção	Septo inter-auricular	Endocárdio valvular	Sem preferência de lugar	Invade todas as túnicas

3- 2- TEE :

O ETE tornou-se um adjunto essencial na estratégia diagnóstica dos tumores cardíacos. A sua maior sensibilidade tem sido claramente demonstrada, nomeadamente na deteção de tumores hipodensos, tumores do teto do OG, formas múltiplas e em casos de fraca ecogenicidade do doente [58,59]. Fornece informações ao cirurgião sobre a existência ou não de aderências entre o tumor e as estruturas da válvula. Determina também o local de fixação do tumor, a sua dimensão, a existência ou não de trombos aderentes e a extensão, nomeadamente através da fossa oval, e estima a função valvular. Tem maior poder discriminativo do que a TC e a RMN para lesões inferiores a 1 cm.

Os elementos a favor de malignidade incluem mobilidade reduzida, infiltração do miocárdio, uma base de implantação larga e um aspeto mais heterogéneo com áreas de diferentes graus de ecogenicidade.

O ETE também é superior ao ETT na avaliação de mixomas de átrio direito, pois permite melhor visualização de ambos os átrios e do septo [59].

Num estudo de 13 mixomas, comparando os méritos respectivos da ETT e ETE, Zamorano [64] verificou que múltiplas localizações não foram reconhecidas na ETT e que o local de implantação foi especificado 9 vezes em 13 por ETT e em todos os casos por ETE.

É também útil no intra-operatório para avaliar o resultado de qualquer substituição valvular. Estas observações sustentam a superioridade do ETE sobre o ETT.

3- 3- 3-dimensional TEE [65] :

Recentemente, o ETE tridimensional dinâmico foi introduzido como uma nova abordagem de diagnóstico. Pode fornecer informações espaciais exactas sobre a forma e a área de superfície das massas, a invasão das válvulas e estudar a anatomia dinâmica em tempo real.

3- 4- Ultrassom intracardíaco [66] :

A biopsia de uma massa cardíaca direita pode ser guiada por ultra-sons intra-cardíacos. A sonda é inserida através da veia femoral até ao OD e utilizada para guiar várias biopsias da massa.

3-5- Ecografia pré-natal :

A ecografia pré-natal é útil para o diagnóstico in-utero de tumores congénitos no feto [67].

4- Tomografia computorizada :

Pode ser utilizada para visualizar o tamanho e a densidade da massa [68], as calcificações tumorais e para detetar qualquer componente gordo do tumor que sugira a sua natureza (lipoma, lipossarcoma).

Fornece as informações necessárias sobre a invasão de estruturas adjacentes, a presença de derrame pleural, adenopatia mediastínica e metástases pulmonares.

Pode também ser utilizada para estudar os grandes vasos e a parede torácica. É também útil para o diagnóstico diferencial com outras massas cardíacas, nomeadamente trombos.

No entanto, a TC continua a ser inferior à ecocardiografia quando se trata de detetar e estudar pequenas estruturas móveis, como as válvulas.

5- RMN [14] :

Dada a perfeita resolução espacial do endocárdio e do epicárdio na RM, bem como a possibilidade de multiplicar as incidências, as relações anatómicas das massas cardíacas estão perfeitamente estabelecidas.

A utilização de T1 e T2 oferece um grau de caraterização dos tecidos que é reforçado pelos agentes de contraste, acentuando o aspeto heterogéneo dos tumores malignos.

A RM é, portanto, uma técnica fiável para o diagnóstico positivo de uma massa cardíaca, fornecendo detalhes da sua relação, mobilidade, tamanho e localização. Indica também a sua extensão mediastínica. A RM é mais eficaz e mais específica do que a ecografia na diferenciação entre um tumor endo-luminal e um trombo. A Cine-RM permite a visualização dinâmica dos movimentos tumorais, sincronizando as medições com o ECG.

Em caso de dúvida sobre a existência de um tumor maligno, são necessários determinados critérios:

- Aspeto polilobado e mal definido da massa cardíaca

- Invasão de grandes vasos sanguíneos

- Derrame pericárdico hemorrágico

- Sinal de massa heterogéneo após injeção de gadolínio

- Por vezes, apenas o aspeto de hipersinal T1 sem tumor individualizado, associado a espessamento localizado da parede miocárdica.

Permite a monitorização pós-terapêutica de lesões cardíacas malignas. Esta técnica é o método de eleição para avaliar as complicações cerebrais dos tumores emboligénicos, mesmo na ausência de sinais neurológicos [69].

6- Angiografia :

A precisão das informações fornecidas pela ecografia fez com que a angiografia deixasse de ser uma parte essencial da avaliação pré-operatória.

A angiocardiografia visualiza o tumor como uma lacuna intracavitária, avalia a função valvular e detecta eventuais anomalias associadas nos grandes vasos. O cateterismo cardíaco direito mede o aumento da pressão a montante do tumor e o gradiente de pressão trans-tumoral.

7- Angiografia coronária :

A angiografia coronária está indicada em doentes com mais de 40 anos e em doentes com factores de risco de aterosclerose.

Em alguns casos de mixoma, há uma neovascularização caraterística [70, 71]. Esta particularidade anatómica explica alguns achados ecográficos falsos negativos, devido à diminuição da ecogenicidade do tumor, que se torna semelhante à do sangue. O diagnóstico é assim facilitado pela angiografia coronária.

A angiografia coronária pode também detetar êmbolos coronários [14]. No entanto, a angiografia e o cateterismo cardíaco podem ter falsos positivos e falsos negativos, e correm o risco de mobilizar o tumor aquando da passagem da sonda ou da injeção do agente de contraste.

8- Biologia :

Podem ser observadas certas perturbações biológicas nos doentes com tumores cardíacos. A sua etiologia não está claramente estabelecida. Alguns autores consideram que são a consequência da passagem de fragmentos tumorais para a circulação geral, enquanto outros os colocam no contexto de síndromes paraneoplásicos.

1- Síndrome inflamatória biológica [72] :

A síndrome inflamatória biológica é frequente com :

- Um aumento significativo da VS

- Aumento dos níveis de fibrinogénio e de PCR

2 -   Um aumento das globulinas alfa

- Anemia inflamatória

- Hiperleucocitose

2- Anomalias imunológicas :

As anomalias imunológicas podem estar associadas à síndrome inflamatória, nomeadamente nos casos de mixoma. Estas anomalias são :

- Um aumento dos níveis de IgG

- Hipercomplementemia

- Crioglobulinemia

- A presença de anticorpos anti-DNA [73].

- A presença de fator reumatoide [74].

- Secreção de IL 6 [75, 76, 77, 74]: esta secreção foi demonstrada no sobrenadante de células mixomatosas em cultura.

A interleucina desempenha um papel na transformação dos linfócitos B em repouso em linfócitos B activos que segregam imunoglobulinas; os auto-anticorpos produzidos são responsáveis pela síndrome inflamatória biológica.

A cura cirúrgica do tumor provoca a regressão de todos estes sinais. Se estes reaparecerem, o tumor pode ter recidivado.

3- Outras anomalias biológicas :

- Policitemia em foramen ovale permeável com shunt direito-esquerdo

- Trombocitose ou trombocitopenia

- Anemia hemolítica

- Hiper-eosinofilia

-Distúrbios da coagulação que podem levar à coagulação intravascular disseminada

Um aumento inespecífico de certos marcadores tumorais (ACE, CA 125, etc.).

VI-   Estudo anatomopatológico :

As investigações paraclínicas apenas fornecem fortes indícios presuntivos. A certeza diagnóstica só pode ser obtida através de um exame histológico e imunohistoquímico da peça anatómica.

1- Mixomas :

O mixoma é um tumor carcinologicamente benigno. Embora se pensasse que era de origem trombótica, é agora aceite que é um tumor genuíno desenvolvido a partir de uma célula mesenquimatosa pluripotente do endocárdio que se pode diferenciar em células musculares lisas ou células endoteliais [9].

[2] M   acroscopicamente, a maioria dos mixomas aparece como uma massa intracavitária bem individualizada, arredondada ou ovoide, ligada ao SIA por uma base de implante que tem em média 1 cm de largura.

Poucos mixomas são pedunculados, com um pedículo fino de 4 a 8 cm de comprimento ligado ao AIS. As formas sésseis ocorrem muito mais raramente e principalmente nos ventrículos.

A superfície pode ser lisa ou papilada. O número de papilas é muito variável e, no máximo, dão um aspeto de uva. Pode também ser acidentada e, por vezes, ser o local de depósitos trombóticos.

A sua consistência é geralmente firme, apesar da impressão visual de fragilidade. No entanto, também pode ser mole, gelatinosa e friável, dando origem a embolias (foto n° 3).

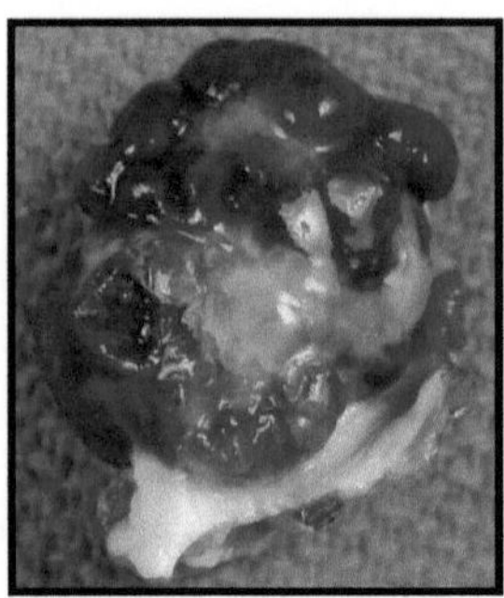

Foto 3: Aspeto macroscópico friável, gelatinoso e irregular caraterístico de um mixoma cardíaco [22].

A cor varia de branco-translúcido a vermelho-escuro quando existem áreas significativas de hemorragia. É homogénea nos tumores jovens, mas não permanece assim nos tumores antigos retrabalhados, onde se alternam zonas translúcidas, zonas hemorrágicas e zonas calcificadas.

O peso e o tamanho são muito variáveis: a maioria dos mixomas operados tem mais de 5 cm [78]. O peso médio é de 35 g (0,75 a 450 g) [38].

O corte da secção pode ter um aspeto variável: quer um aspeto gelatinoso com regiões mixóides e alterações hemorrágicas, quer um aspeto duro com fibras de colagénio. Apenas em 10% dos casos existem micro-calcificações [79, 24].

O diagnóstico histológico dos mixomas baseia-se na identificação de células mixomatosas e da matriz mixoide. A matriz mixoide constitui a maior parte da massa tumoral. É representada por um material acidófilo amorfo no qual os elementos celulares estão dispersos, frequentemente com fendas vasculares. As células mixomatosas são redondas, ovais, poligonais ou estreladas. Estão isoladas ou dispostas em pequenos grupos, em cordões ou concentricamente à volta de vasos de pequeno calibre (foto 4).

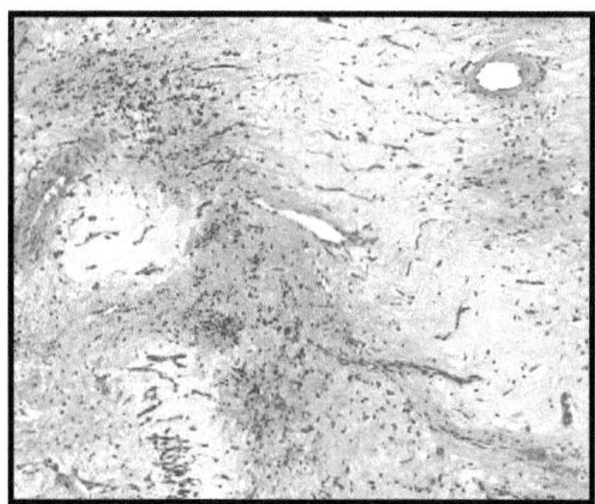

Foto 4: Células mixomatosas dispostas em cordões rodeadas por uma abundante matriz mixoide rica em colagénio. Está também presente um infiltrado de células mononucleares (hematoxilina e eosina, ampliação * 200) [22].

O estudo da ultra-estrutura das células mixomatosas revela que estas têm as caraterísticas de células mesenquimatosas primitivas com um citoplasma eosinofílico, um núcleo oval com cromatina densa e sem nucléolo visível, filamentos e junções intercelulares apertadas [80]. As mitoses são raras.

2- Fibroelastomas papilares [81] :

Os fibroelastomas papilares são formações arredondadas, pedunculadas, esbranquiçadas, móveis, com uma superfície gelatinosa, de tamanho inferior a um centímetro.

Histologicamente, a formação papilar é composta por franjas finas e ramificadas, constituídas por um eixo conjuntivo-elástico central, avascular e peduncular, rodeado por uma fina camada de matriz extracelular. A matriz é rica em MPS e coberta por uma ou mais camadas de células endoteliais e células musculares lisas (foto n.º 5).

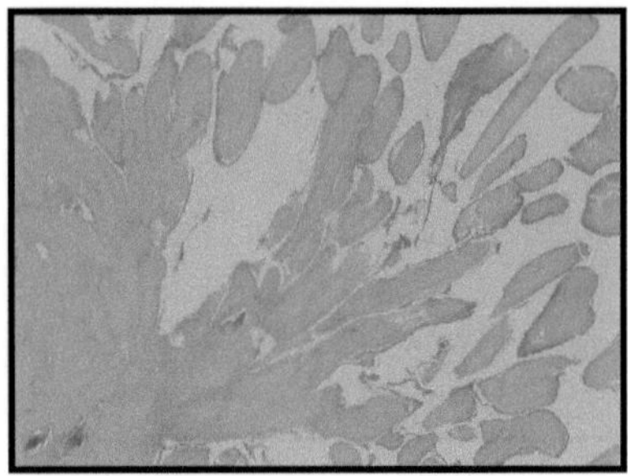

Foto 5: Aspeto microscópico dos fibroelastomas papilares [22].

3- Pseudotumores **inflamatórios [82]** :

Macroscopicamente, são representados por pequenas massas homogéneas e pedunculadas.

Histologicamente, a PTI é uma lesão heterogénea composta por uma proliferação benigna de células inflamatórias e mesenquimatosas [9]. Este infiltrado é composto essencialmente por plasmócitos, linfócitos, PNEs, macrófagos e células miofibroblásticas com um estroma fibroso (foto nº 6).

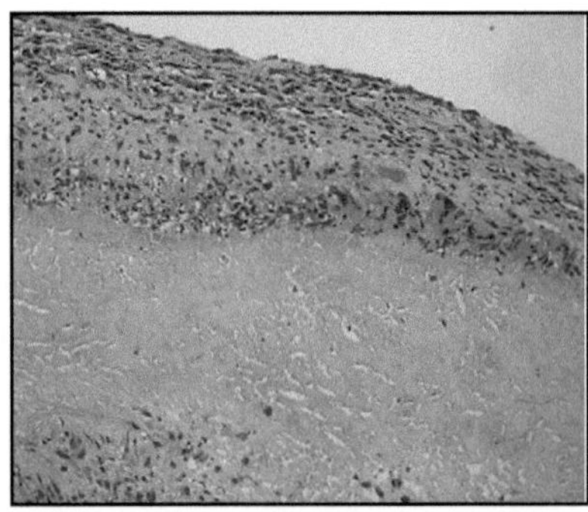

Foto 6: Corte transversal de PTI de válvula mitral mostrando macrófagos e células inflamatórias [83].

De acordo com Coffin et al [30], as principais caraterísticas histológicas são o aspeto mixoide, vascular e inflamatório da matriz; a presença de fibras de colagénio; e a presença de células inflamatórias.

Kelly et al [84] consideram que a ausência de atipia celular, o aspeto frequentemente pedunculado do tumor e o bom prognóstico a longo prazo permitem diferenciar as PTI dos sarcomas de baixo grau.

4- Sarcomas :

Os angiossarcomas são tumores lobulados, esponjosos, pouco limitados, invasivos, de cor castanha a violeta e com até 10 cm de diâmetro. Contêm áreas necróticas e hemorrágicas.

Foram descritos dois tipos de sarcoma:

- Num deles, o tumor é grande, pedunculado e projecta-se para a câmara cardíaca, onde pode obstruir o coração. Este tipo pode ser completamente ressecado.

- No outro tipo, mais comum, há uma infiltração extensa do tumor no miocárdio, epicárdio e pericárdio. Este tipo só pode ser parcialmente ressecado.

Os angiossarcomas são caracterizados por uma estrutura histológica sinusoidal. As estruturas vasculares proliferam e são revestidas por células endoteliais e uma rica rede de reticulina em torno do lúmen vascular [24]. Existem também fissuras cheias de glóbulos vermelhos, cadeias e formações papilares complexas.

Os rabdomiossarcomas são grandes tumores nodulares moles intramurais e/ou intracavitários que podem exceder 10 cm de diâmetro. Contêm rabdomioblastos ricos em glicogénio, desmina e mioglobina com um núcleo polimórfico e citoplasma eosinofílico [20].

Os fibrossarcomas são massas bem circunscritas, firmes, cinzento-esbranquiçadas e de tamanho variável. Contêm áreas de necrose e hemorragia [18]. Histologicamente, o tecido neoplásico é constituído por feixes longos, homogéneos e densos, dispostos em forma de espinha de peixe. Estes feixes são constituídos por células alongadas com núcleos ovais, citoplasma esparso, reticulina abundante e bordos pouco visíveis.

Os leiomiossarcomas são sésseis ou pedunculados, com uma superfície irregular, por vezes polilobada. Estes tumores são moles com uma base infiltrativa larga que se estende sobre o SIA ou SIV, a parede posterior e as válvulas. São de cor amarelada e apresentam áreas de hemorragia necrótica (foto 7).

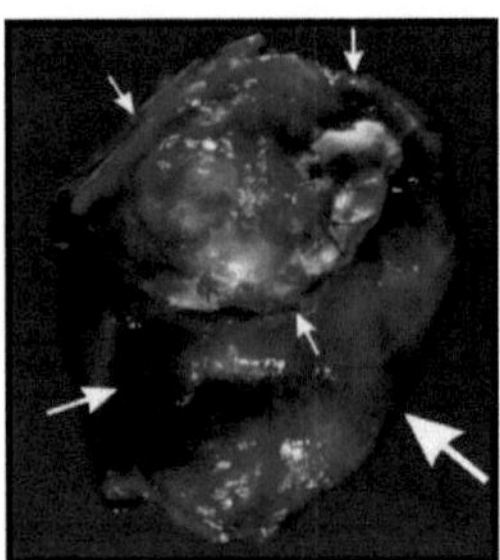

Foto 7: Aspeto externo de um leiomiossarcoma cardíaco com superfície irregular [85].

São tumores mesenquimatosos malignos compostos por células com diferenciações estruturais ou antigénicas das células musculares lisas. Apresentam um amplo espetro de aspectos histológicos, variando de baixo a alto grau de atipia.

Os osteossarcomas cardíacos aparecem como massas volumosas, sésseis e firmes, medindo 4 a 6 cm de diâmetro. São de cor esbranquiçada com áreas necróticas centrais. Histologicamente, são depósitos osteóides extra-celulares. São compostos por aglomerados de pequenas células fusiformes com núcleos rombudos, áreas frequentes de necrose e mitose e focos de depósitos osteóides rodeados por células osteoblásticas atípicas [9].

Os lipossarcomas apresentam-se sob a forma de pequenos nódulos na OG ou OD e, raramente, na VG, de cor branco-amarelada e consistência cerebroide. Histologicamente, são constituídos por células polimorfas dispostas numa praia dentro de um estroma mixoide altamente vascularizado. As células são arredondadas e variam em tamanho, com núcleos hipercromáticos. Algumas células têm vacúolos intra-citoplasmáticos com conteúdo rico em lípidos.

O aspeto macroscópico dos sarcomas indiferenciados é semelhante ao de outros sarcomas cardíacos. Apesar dos estudos histológicos, estes sarcomas cardíacos permanecem não classificados por não terem uma ultra-estrutura específica.

Os linfomas são tipicamente múltiplos, firmes e de cor amarelada. Formam uma massa polipoide que invade o miocárdio e o pericárdio. O diagnóstico de linfoma maligno pode ser confirmado por análise do líquido pericárdico ou por biopsia pericárdica. Histologicamente, caracterizam-se por uma proliferação significativa de linfócitos B [23].

Os miomas são tipicamente solitários, bem circunscritos mas não encapsulados, firmes, de cor acinzentada com calcificações centrais (foto n.º 8).

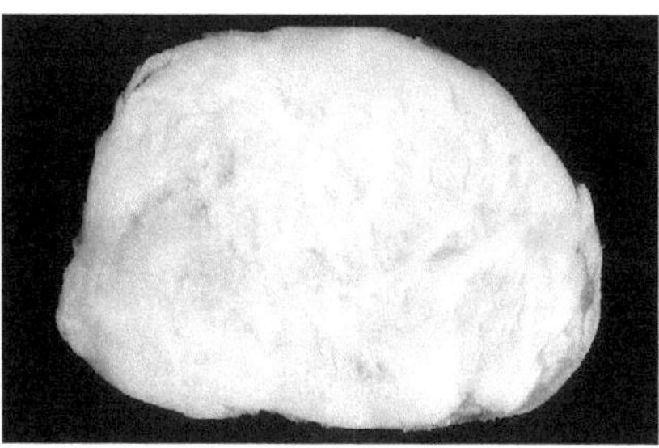

Foto 8: Aspeto macroscópico de um fibroide ventricular [86].

Histologicamente, constituem uma proliferação homogénea de células com caraterísticas de fibroblastos num estroma rico em fibras de colagénio. É pouco vascularizado e contém zonas necróticas/hemorrágicas, frequentemente calcificadas (foto n.º 9).

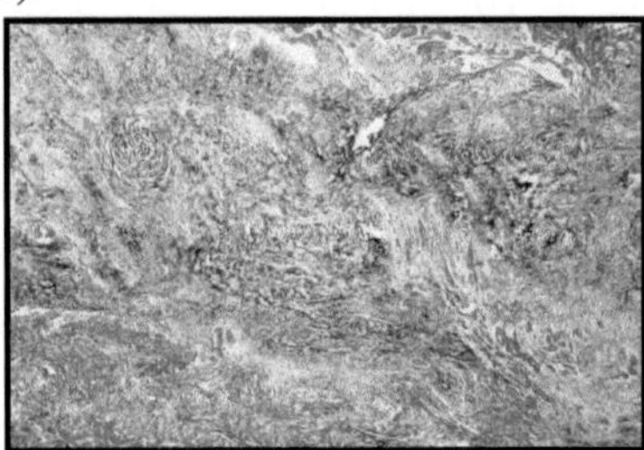

Foto 9: Fibroma ventricular (azul) invadindo o tecido miocárdico (vermelho) [86].

As metástases cardíacas são geralmente múltiplas e pequenas. As metástases solitárias são raras. A histologia das metástases cardíacas depende do tipo histológico da neoplasia primária.

A foto 10 mostra o aspeto histológico e imunohistoquímico de uma metástase cardíaca de melanoma [87].

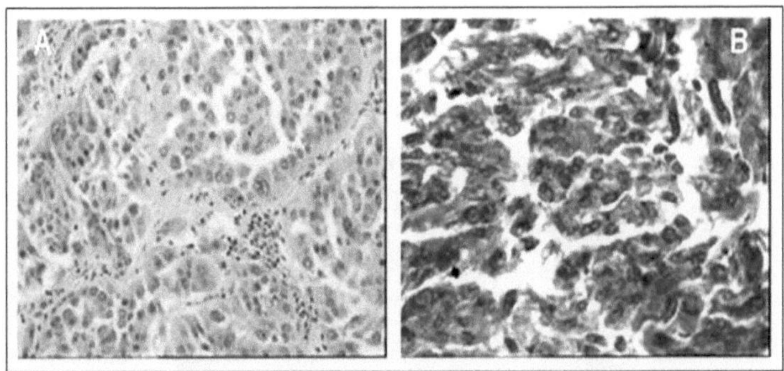

Foto n° 10 : Exame histológico de um melanoma cardíaco [87].

A hipertrofia lipomatosa do SIA leva a um aumento da espessura do SIA que se projecta para o OG. É bem limitada, formando uma massa arredondada e não encapsulada, geralmente respeitando a fossa oval. A lesão mede frequentemente 2 a 3 cm e pode atingir até 15 cm de diâmetro (foto 11).

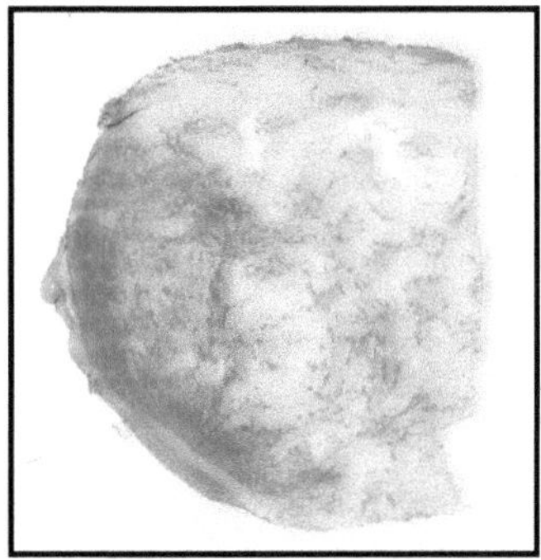

Foto n° 11 : Hipertrofia lipomatosa do TIA: grande massa não encapsulada [88].

A hipertrofia lipomatosa do SIA caracteriza-se pelo acúmulo de gordura no SIA em continuidade com a gordura epicárdica [13]. Resulta da hiperplasia de células adiposas multi-vacuoladas, com citoplasma vesicular rico em mitocôndrias caraterísticas da gordura castanha.

Os mesoteliomas pericárdicos apresentam-se como grandes nódulos na cavidade pericárdica e tendem a invadir o miocárdio e as estruturas adjacentes. Têm as mesmas caraterísticas histológicas que os mesoteliomas pleurais. Caracterizam-se pela presença de formações semelhantes a fendas, delimitadas por um revestimento endotelial e pseudoganglionar.

A apresentação macroscópica habitual dos rabdomiomas é a rabdomiomatose com múltiplos nódulos, que aparecem em secção transversal como massas arredondadas, bem delimitadas mas não encapsuladas. Os nódulos estão localizados na parede ventricular, por vezes sobressaindo sob o epicárdio ou endocárdio.

O estudo microscópico das células mostra que estas têm as caraterísticas das células musculares estriadas. São ricas em glicogénio e não têm atividade mitótica [24].

Os hemangiomas são massas bem circunscritas e encapsuladas. São tumores vasculares benignos de tamanho variável que podem desenvolver-se a partir do epicárdio ou do miocárdio, podendo também ser intra-cavitários (foto n° 12).

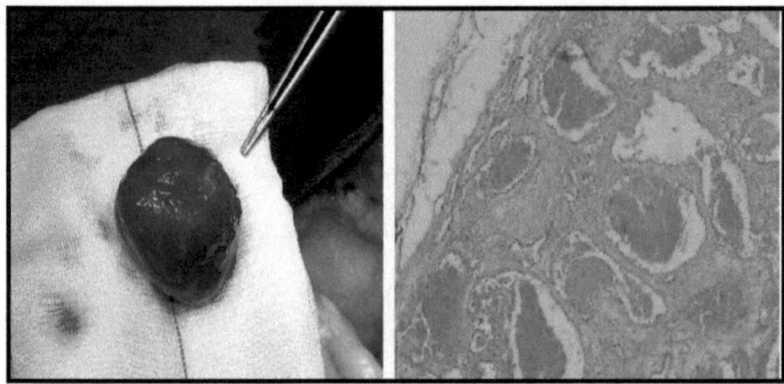

Foto 12: Aspeto macroscópico da hemorragia encapsulada e aspeto histológico mostrando uma proliferação de grandes vasos com um estroma mixoide [89].

VII-   Extensão do tumor [90, 32] :

Os tumores cardíacos malignos caracterizam-se por um crescimento rápido. No momento do diagnóstico, 25 a 30% dos tumores primários têm disseminação metastática.

Os locais secundários são principalmente intra-torácicos. O local mais frequente é o pulmão. Seguem-se o mediastino, a pleura, o fígado, os ossos, o sistema nervoso central, as glândulas supra-renais, o cólon, o diafragma, a tiroide, a pele, os rins, o pâncreas, o baço, etc.

Por este motivo, a investigação do sarcoma cardíaco deve incluir uma radiografia do tórax complementada por uma TAC do tórax, uma ecografia abdominal, uma cintigrafia óssea e uma cintigrafia cerebral.

VIII- Complicações :

Os tumores cardíacos primários e secundários podem causar uma série de complicações:

1- Perturbações do ritmo cardíaco [49, 91] :

As perturbações recorrentes do ritmo ventricular são frequentemente encontradas em crianças com fibrilhação cardíaca e podem causar morte súbita. Estas arritmias são essencialmente fibrilhação e taquicardia ventricular.

A infiltração do miocárdio por sarcomas também pode desencadear taquicardia supraventricular ou ritmo nodal.

A arritmia completa por fibrilhação auricular é uma complicação rítmica bastante frequente dos tumores auriculares. É mais comum na hipertrofia lipomatosa do SIA.

2- Perturbações da condução atrioventricular :

O bloqueio atrioventricular completo pode ser o resultado da invasão tumoral do sistema de condução.

3- Embolias sistémicas :

Devido à sua natureza móvel e aos constrangimentos hemodinâmicos a que estão sujeitos, os mixomas são frequentemente uma fonte de embolias sistémicas. As embolias podem ser formadas a partir de material trombótico desprendido da superfície do mixoma ou de uma franja mais ou menos volumosa do próprio mixoma. Em casos raros, pode tratar-se da migração de um mixoma inteiro através da rutura do pedículo.

O gatilho para a migração parece ser a atividade física, que exacerba o stress hemodinâmico e as alterações posturais repetidas.

A freqüência global de embolia arterial em pacientes com mixoma cardíaco varia de 20 a 60%, com uma freqüência média de 45% [92].

O evento embólico revela frequentemente o tumor. Dos 138 mixomas relatados por Mac Allister [40, 41, 42], 36 foram complicados por uma embolia inaugural e 18 por uma embolia secundária. Para além disso, os eventos embólicos são frequentemente recorrentes ou mesmo múltiplos [93, 94].

As complicações embólicas são também comuns no fibroelastoma papilar, quer por fragmentação do tumor, quer por descolamento de formações cruóricas da superfície do tumor.

- Embolias **cerebrais:** O território cerebral está envolvido em quase metade dos casos. As complicações neurológicas serão estudadas separadamente.

- **Embolias coronárias:** São frequentemente acompanhadas de enfarte inaugural ou síndrome coronário agudo [95, 41, 96, 97].

- **Enclausuramento de um êmbolo na aorta abdominal:** Neste caso, o quadro clínico combina choque, paralisia flácida, parestesia dos membros inferiores com dor lombar e anúria [98].

- **Embolias viscerais:** são menos frequentes do que as embolias cerebrais.

- **Embolias da retina:** podem apontar erradamente para arterite de Horton se uma síndrome inflamatória estiver associada a sinais oculares.

A embolia da artéria central da retina resulta em cegueira unilateral e geralmente permanente; a amaurose transitória é muito rara.

4- Embolias pulmonares :

No caso de tumores localizados no coração direito, a embolização é efectuada nos pulmões. A sua gravidade é variável. O êmbolo pode ser um fragmento de tumor ou um trombo fibrino-cruciforme formado no interior do tumor.

5- Embolias paradoxais :

Casos raros de embolia paradoxal têm sido relatados [47, 99]. Estas embolias foram descritas pela primeira vez por Powers [100] em relação a um mixoma do OG através de um AIC.

6- Insuficiência cardíaca :

Os tumores do coração esquerdo podem desenvolver-se de forma insidiosa, revelando-se como insuficiência cardíaca esquerda ou mesmo insuficiência cardíaca congestiva.

7- Hipertensão arterial pulmonar :

A hipertensão pulmonar após embolias múltiplas foi descrita em alguns casos [101].

8- Aneurismas arteriais :

Trata-se de uma degeneração mixomatosa da parede arterial em contacto com um êmbolo tumoral. O tecido tumoral destrói a parede vascular, deixando apenas células tumorais e algumas trabéculas de colagénio na adventícia entre o lúmen e o tecido circundante. Estes aneurismas desenvolvem-se então de forma completamente independente, o que explica o facto de serem descobertos e, sobretudo, de se romperem, muitos anos após a lumpectomia [102].

Estas complicações podem ocorrer em todos os territórios arteriais, mas são particularmente graves quando ocorrem no cérebro.

9- Trombose venosa profunda :

Loire [103] relatou a possibilidade de obstrução da veia cava inferior levando à síndrome de Budd Chiari.

10- Derrames pericárdicos :

Os derrames pericárdicos podem complicar o mesotelioma. São frequentemente hemorrágicos e podem evoluir para uma recorrência da pericardite, tamponamento ou constrição pericárdica crónica.

11- Complicações neurológicas :

O acidente neurológico é frequentemente o primeiro a ocorrer e encaminha erradamente o doente para um centro neurológico. A principal lesão é a embolia cerebral, mas as formas anatomo-clínicas provocadas pela embolia são numerosas e de gravidade variável.

- **Amolecimento cerebral agudo [92]:** Esta é a complicação mais comum.

O enfarte cerebral deve-se à obliteração arterial aguda por um fragmento de tumor ou por material fibrino-plaquetário desenvolvido no tumor. O evento isquémico pode ser transitório, regressivo ou permanente.

As embolias são frequentemente repetitivas, as recorrências podem ser muito distantes no tempo e ocorrer em vários territórios arteriais cerebrais, mais frequentemente na carótida do que no território vértebro-basilar, levando assim a múltiplos focos de isquémia encefálica [93].

Estes enfartes múltiplos repetitivos podem levar a demência progressiva, como no caso de Hutton [94] ou Mattle [95]. Esta última observação diz respeito a uma criança pequena cuja síndrome demencial continuou a progredir após o tratamento cirúrgico do mixoma.

- **Aneurismas encefálicos:** Foram relatados casos de aneurismas que ocorreram tardiamente após o tratamento cirúrgico de mixoma [92].

Burton [104], Price [105] e Loeper [106] explicaram o aparecimento destes aneurismas pela destruição do limite elástico interno e da média pelo tecido tumoral do êmbolo.

Estes aneurismas são quase sempre múltiplos, de localização distal e variam em tamanho até 2,5 cm. São geralmente fusiformes. Estas lesões são frequentemente assintomáticas, mas a sua evolução permanece incerta. Alguns casos de rutura foram relatados [107, 105, 108].

- **Metástases** intracerebrais: A rutura da parede arterial resulta na passagem de células tumorais para os espaços subaracnóides e na invasão do cérebro pelo tumor.

12- Infeção do mixoma :

Esta é uma complicação rara. Apenas alguns casos foram publicados na literatura [14].

Trata-se de uma emergência cirúrgica para evitar a ocorrência de um êmbolo sético, que seria catastrófico para o cérebro [79].

13- Morte súbita :

Os tumores do coração, independentemente do seu tipo histológico, podem ser descobertos na autópsia após uma morte súbita. Esta situação está relacionada com um acidente coronário ou pulmonar embólico maciço, uma obstrução aguda de um orifício valvular ou uma perturbação grave do ritmo.

IX- Diagnóstico diferencial :

1- Quistos hidáticos cardíacos :

As caraterísticas ecográficas dos quistos hidáticos com conteúdo líquido permitem distingui-los dos tumores com uma ecoestrutura sólida.

2- Endocardite infecciosa :

Os tumores valvulares podem ser confundidos com vegetações de endocardite infecciosa. A diferenciação é efectuada por ETE.

3- Trombos :

Apesar de a ecocardiografia continuar a ser o exame essencial para o diagnóstico de trombos intracavitários, têm sido reportados na literatura alguns falsos positivos. Nestas situações, a RMN pode ajudar no diagnóstico: um trombo aparece hiper-sinalizado em T1 e T2 se estiver fresco, e hipo-sinalizado quando organizado.

A progressão sob tratamento anti-coagulante confirmará o diagnóstico.

Hiroaki Konichi et al [109] descreveram um caso de trombo organizado da valva tricúspide confundido com tumor valvular. O diagnóstico de trombo foi estabelecido pelo exame histológico da peça cirúrgica.

4- Excrescências da borda [110] :

Existe uma semelhança histológica entre os fibroelastomas papilares e as excrescências de Lambl. A distinção entre estas duas entidades baseia-se na sua localização e tamanho.

As excrescências de Lambl estão localizadas no nódulo de Arantius, no bordo livre ou na zona de confronto das válvulas sigmóides e no lado auricular da zona de confronto das válvulas atrioventriculares. Em contrapartida, os fibroelastomas encontram-se frequentemente no lado ventricular das válvulas sigmóides e no lado auricular das válvulas atrioventriculares, fora das zonas de confronto e do bordo livre, e mais raramente nas cordas e no endocárdio auricular e ventricular.

Os fibroelastomas são também maiores do que os tumores de Lambl, medindo em média 1 cm e até 5 cm.

5- Conectividades:

A presença de manifestações cutâneas e de perturbações imunológicas pode levar a uma variedade de sintomas mais ou menos sugestivos de colagenose. Estes são conhecidos como síndroma de pseudo-lúpus, artrite reumatoide ou polimiosite. Podem também ser consideradas outras condições, como a febre reumática, a periarterite nodosa e a doença de Horton em doentes idosos com embolia da retina.

No entanto, os diagnósticos incorrectos têm de ser revistos após algumas semanas ou meses de tratamento ineficaz.

Garnier [92], em 8 observações de mixomas do OG com manifestações neurológicas, notou uma síndrome de pseudo-lúpus que fez com que o diagnóstico fosse mal interpretado durante vários meses.

X-   Tratamento :

1- Tratamento cirúrgico :

A remoção de tumores cardíacos é uma técnica relativamente recente, já que em 1954 o primeiro mixoma da aurícula esquerda foi removido com sucesso por Crafoord sob CEC [5].

1- 1- Objectivos :

- **Ressecção do tumor:** A ressecção do tumor elimina o obstáculo mecânico ao fluxo sanguíneo e evita complicações embólicas. A ressecção deve ser efectuada em bloco para evitar a embolização de fragmentos tumorais na circulação arterial pulmonar.

A manipulação do tumor também deve ser reduzida ao mínimo devido ao risco de fragmentação e embolização do tumor.

- **Prevenção da recorrência:** Para prevenir a recorrência do tumor, a maioria dos autores recomenda uma excisão ampla, não só da massa tumoral, mas também da área circundante de tecido miocárdico e endocárdico saudável.

- **Exploração das quatro câmaras cardíacas:** A exploração macroscópica das câmaras cardíacas é um procedimento recomendado por vários autores porque, por vezes, durante a avaliação radiológica inicial, um segundo ou mais tumores localizados noutra câmara passam despercebidos [111].

- **Verificação da função da válvula:** os tumores intra-cavitários podem interferir com a função da válvula, pelo que é essencial verificar a função da válvula e, se necessário, efetuar uma anuloplastia ou substituição da válvula.

1- 2- Indicações :

- **Indicações gerais:** Logo que um tumor cardíaco é diagnosticado, a intervenção é essencial, uma vez que a evolução espontânea, independentemente da natureza histológica, pode ser a morte súbita.

Neste caso, o tempo ideal entre o diagnóstico e a cirurgia não deve ser superior a alguns dias, independentemente da localização do tumor. Uma intervenção precoce traduz-se frequentemente numa melhor qualidade de vida. Significa também um melhor controlo local do tumor e, potencialmente, uma melhor sobrevivência no caso de um tumor maligno.

A presença de metástases no momento do diagnóstico não é considerada pela maioria dos autores como uma contraindicação para a remoção cirúrgica de tumores malignos.

- Casos especiais:

Fibroelastomas papilares: O tratamento dos fibroelastomas papilares é objeto de controvérsia. Alguns sugerem a ressecção cirúrgica sistemática, enquanto outros recomendam a monitorização periódica com anti-coagulação para doentes assintomáticos com tumores imóveis [112].

Lipomas: Apenas a existência de uma síndrome obstrutiva grave ou de compressão pericárdica revelada por ecocardiografia ou RMN justifica um tratamento cirúrgico radical.

Hipertrofia lipomatosa do TAI: As indicações cirúrgicas para a hipertrofia lipomatosa do TAI são a obstrução da veia cava superior e a presença de perturbações do ritmo cardíaco.

Rabdomiomas e miomas [113]: Os rabdomiomas podem regredir espontaneamente ou mesmo completamente, o que justifica uma simples monitorização ecográfica regular na ausência de sintomas.

As opiniões divergem quanto ao tratamento dos miomas assintomáticos: o risco de morte súbita por arritmia levou algumas equipas a recomendar a cirurgia, enquanto outras preferem um acompanhamento clínico e ecográfico rigoroso até ao aparecimento de sintomas clínicos.

Por outro lado, o prognóstico das formas sintomáticas graves (síndrome obstrutiva, perturbações graves do ritmo) é mau, o que leva a recomendar o tratamento cirúrgico rápido dos miomas cardíacos e dos rabdomiomas.

Metástases cardíacas: Na maioria dos casos de metástases cardíacas, a invasão é difusa e impossibilita a excisão [114]. Neste caso, pode ser proposta a ressecção parcial paliativa.

1- 3- Abordagem :

- **Esternotomia:** A abordagem clássica atualmente utilizada pela maioria dos cirurgiões é a esternotomia mediana. Permite a instalação rápida e fácil do CEC e a remoção do tumor nas melhores condições possíveis, permitindo o acesso às quatro cavidades.

- **Miniesternotomia:** Miniesternotomia superior foi utilizada por Indra et al [80] para ressecção de dois mixomas atriais esquerdos.

- **Toracotomia:** As abordagens torácicas anterolaterais direita e esquerda estão a ser cada vez menos utilizadas.

Botta et al. descreveram um caso de lipoma intrapericárdico excisado com sucesso através de uma toracotomia ântero-lateral direita [115].

- **Videocirurgia:** O conceito de cirurgia minimamente invasiva por laparoscopia foi recentemente introduzido no tratamento de lesões cardíacas, incluindo a cirurgia de ressecção de tumores. Este método é seguro, eficaz e bem tolerado. Apresenta uma taxa de morbilidade e mortalidade inferior à da cirurgia convencional.

É realizada através de uma mini-incisão paraespinhal direita e sob bypass femoral. O posicionamento das cânulas arterial e venosa é guiado pelo ETE intra-operatório [116].

Jennifer F et al [117] utilizaram cirurgia videoassistida através de uma minitoracotomia direita de 4 cm na ressecção de um enorme lipoma subepicárdico do DO comprimindo ambas as veias cavas.

1- 4- Circulação extracorporal :

O tratamento cirúrgico é sempre efectuado sob CEC, única forma de obter um campo operatório incruento e um coração imóvel, condições essenciais para atingir os objectivos de um tratamento cirúrgico radical.

A canulação da aorta é efectuada abaixo do início do tronco arterial braquiocefálico. A canulação da veia cava superior e inferior deve ser efectuada com muito cuidado, pois pode resultar na mobilização de um fragmento de tumor.

Por vezes, justifica-se a canulação da veia femoral, da veia cava superior, da veia jugular interna ou do tronco venoso inominado. No caso de localização auricular, a instalação da veia cava é essencial para isolar completamente o coração da corrente sanguínea.

O coração é parado por fibrilação, após a colocação de eléctrodos epicárdicos sem pinçamento da aorta, ou por paragem total do coração através de hipotermia e injeção de cardioplegia fria na raiz da aorta no momento do pinçamento da aorta. Este método tornou-se atualmente a técnica de eleição. A aspiração de sangue do campo operatório durante a ressecção do tumor e a sua reinjecção na bomba é controversa, dado o risco de disseminação intra-operatória de células tumorais [118].

1- 5- Vias de exposição dos tumores :

A melhor abordagem cirúrgica deve :

- Permitir uma manipulação mínima do tumor

- Proporcionar uma exposição adequada para garantir a ressecção completa do tumor

- Permite a inspeção das quatro câmaras do coração

- Minimizar o risco de recorrência

Foram propostas várias abordagens para abordar e extrair o tumor:

- **Auriculotomia direita (foto nº 13):** É ideal para abordar os tumores do DO e da válvula tricúspide.

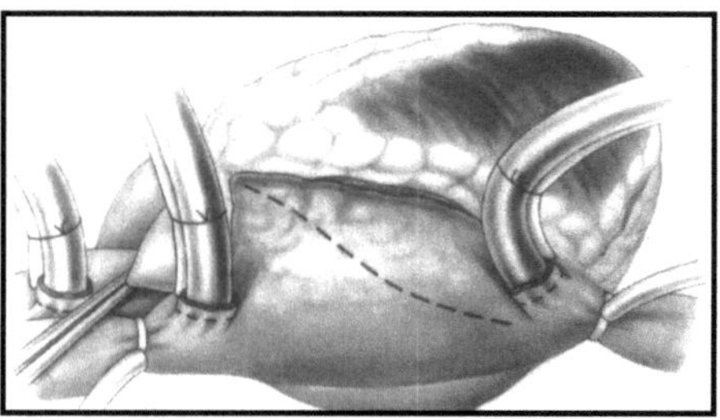

Foto nº 13: Auriculotomia direita oblíqua [119].

- **Auriculotomia esquerda**: A auriculotomia esquerda é utilizada para localizar a inserção de um tumor no OG ou na válvula mitral.

No entanto, apresenta uma série de inconvenientes [120, 35]:

- Quando as OG não estão muito dilatadas, esta via permite apenas uma incisão limitada e um acesso difícil à cavidade, podendo dificultar a remoção de um tumor de grandes dimensões.

- Não permite uma boa exposição do SIA e, como resultado, pode dificultar a excisão da base de implantação de um mixoma.

- Torna difícil fechar qualquer fenda septal.

- Impede a verificação correta do lado direito do AIS, que pode estar invadido pelo mixoma.

- Requer uma manipulação excessiva do tumor da aurícula esquerda e, se for grande, pode escapar à excisão completa.

- **A via bi-auricular:** utilizada pela primeira vez por Cooley em 1973 [7], é atualmente adoptada por várias equipas [120, 121, 122, 123]. São possíveis dois métodos:

-   Abertura separada dos dois auriculares (foto n.º 14)

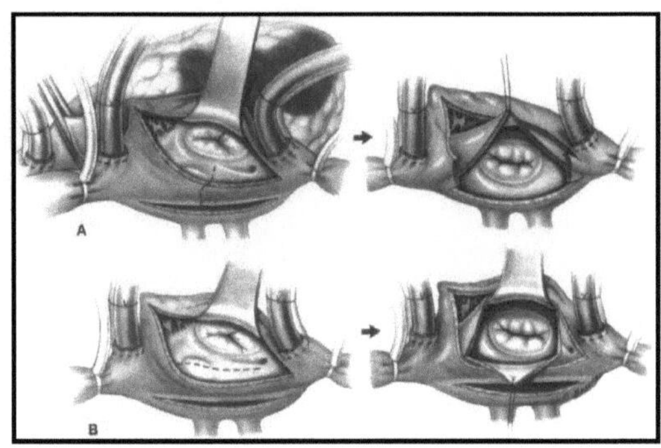

Foto 14: Trato bi-atrial com incisão septal [119].

A: auriculotomias verticais paralelas direita e esquerda com incisão septal transversal perpendicular às auriculotomias passando pela fossa oval.

B: auriculotomias verticais paralelas direita e esquerda com incisão septal vertical paralela às auriculotomias.

- Ou ambas as aurículas e o septo são abertos pela mesma incisão (foto nº 15).

A incisão é feita horizontalmente ao longo de uma linha alinhada com as veias pulmonares superiores.

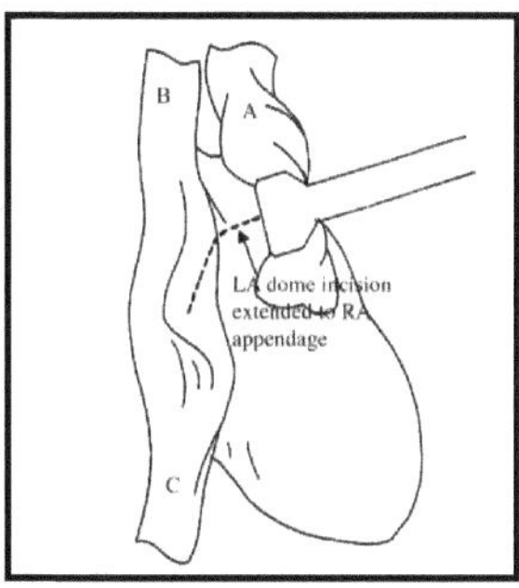

Foto n° 15 : Representação esquemática da abordagem bi-auricular através de uma única incisão [124].

As vantagens da via bi-auricular são :

- Facilita a remoção de tumores de grandes dimensões e de tumores excessivamente friáveis, uma vez que a abertura é sempre muito larga, o que, como salienta Marvasti [46], reduz o risco de embolia, limitando a manipulação do tumor.

- Esta técnica evita qualquer mobilização do tumor e permite explorar todas as câmaras cardíacas e o aparelho valvular mitral e tricúspide.

- Esta via é indicada no caso de tumores bi-atriais.

A principal desvantagem desta abordagem é que ela pode ser responsável por uma alta taxa de arritmias e distúrbios de condução no pós-operatório precoce e tardio [125]. Este facto está relacionado com as lesões cirúrgicas das vias de condução.

- **Abordagem supra-septal:** consiste em incisar o DO longitudinalmente a uma distância do sulco inter-auriculoventricular. O septo interauricular é aberto verticalmente até ao bordo inferior da fossa oval, com uma extensão de 2 cm desta incisão até ao bordo superior da mesma. A auriculotomia direita é então prolongada superiormente entre a aurícula direita e o sulco interauriculoventricular para se juntar à extremidade superior da incisão septal. Quando essas duas incisões se encontram, o teto do OG é aberto [126].

Oferece uma excelente exposição do OG. É recomendada quando o OG é pequeno e em caso de reintervenção [127]. Embora a eficácia desta técnica tenha sido comprovada, a sua segurança em termos de manutenção do ritmo sinusal pós-operatório é controversa, uma vez que as artérias do nó sinusal podem ser lesadas [128,129].

- Aortotomia transversal: é utilizada para a ressecção de tumores ventriculares.

1- 6- Remoção do tumor :

- Mixomas: Os problemas colocados pela extração dos tumores mixomatosos são :

- A friabilidade do tumor: daí o risco de fragmentação e migração de fragmentos do tumor durante as manipulações intra-operatórias, resultando em embolia mixomatosa.

- A extensão da ressecção: os autores adoptaram duas atitudes:

- Uma abordagem maximalista: a maioria dos autores [125, 7] recomenda uma excisão alargada, não só da base de implantação do mixoma, mas também da área de tecido miocárdico saudável que o rodeia; e a exploração sistemática de todas as 4 cavidades para minimizar o risco de recorrência.

- Abordagem conservadora: que consiste na ressecção do tumor e de uma pequena porção do endocárdio circundante [130].

A abordagem: a extensão da ressecção também dita a abordagem. A abordagem atrial direita com incisão septal e as abordagens bi-atriais permitem excisões extensas [7]. A auriculotomia esquerda permite a excisão completa de pequenos mixomas do OG ou de grandes mixomas após sua fragmentação e aspiração dos fragmentos [131].

Para os mixomas do átrio esquerdo, Bortolotti [125] distinguiu dois casos:

- A base do implante está localizada na fossa oval: neste caso, a AEI é removida numa grande área e em toda a sua espessura, criando um AIC; e o defeito septal resultante é reparado, dependendo do seu tamanho, utilizando uma sutura simples ou um remendo.

- A base de implantação é noutro local: neste caso, apenas o endocárdio que envolve o tumor e parte do miocárdio subjacente são excisados. A área envolvida é, portanto, menor do que no primeiro caso, e uma simples sutura de reparação pode ser suficiente.

- Fibroelastomas papilares: Na maioria dos casos, a ressecção cirúrgica completa da massa com preservação da válvula nativa é possível e suficiente. Uma ressecção maior que requeira substituição da válvula também pode ser necessária [48].

- Pseudotumores inflamatórios: A cirurgia de ressecção para os PTIs segue as mesmas regras que para os mixomas.

- Rabdomiomas e miomas: A ressecção completa dos tumores congénitos, justificada pelo risco de arritmias e morte súbita, nem sempre é possível. Neste caso, a ressecção parcial está indicada [132].

- Tumores malignos: A remoção de tumores malignos deve respeitar as seguintes regras:

- A massagem e o deslocamento dos ventrículos antes do pinçamento da aorta devem ser evitados devido à friabilidade dos tumores e ao risco de embolia pulmonar.

- É necessário ter cuidado ao colocar as cânulas.

- O acesso a ambos os átrios deve ser amplo, permitindo o controlo de ambos os lados do SIA e dos aparelhos valvulares mitral e tricúspide.

A ressecção cirúrgica pode ou não ser completa, dependendo da localização e da dimensão do tumor e da sua extensão ao miocárdio. Nos doentes cujo tumor se limita à parede livre da aurícula, ao septo interauricular ou à válvula, a ressecção completa pode ser considerada. A dificuldade de expor a porção posterior do coração é o maior desafio na ressecção de tumores posteriores. O descolamento completo do coração, seguido de ressecção do tumor e reimplantação do coração, é utilizado por algumas equipas [133, 134, 85, 135].

A taxa de ressecabilidade total relatada nas maiores séries de sarcomas cardíacos varia de 33 a 75% [136].

1- 7- **Procedimentos associados às válvulas:**

As lesões valvares traumáticas podem ser causadas por grandes tumores inseridos no orifício mitral ou tricúspide [122]. Neste caso, a deterioração progressiva da condição valvar raramente requer a substituição da válvula.

A cirurgia conservadora é preferível à substituição da válvula [125, 47]. Saint John Sutton [38] relatou apenas uma substituição em 40 procedimentos para mixomas.

1- 8- **Transplante de coração [137] :**

Foi recentemente introduzido como tratamento paliativo para tumores malignos do coração. Classicamente, um historial de cancro é considerado uma contraindicação absoluta ao transplante cardíaco.

O transplante cardíaco só é proposto em casos de recidiva local após a remoção cirúrgica ou para tumores irressecáveis e não-metastáticos. É efectuado após quimioterapia neoadjuvante.

Devido ao número limitado de casos publicados, à falta de experiência com esta técnica, aos longos tempos de espera para obter um enxerto compatível e aos efeitos deletérios do tratamento imunossupressor nestes doentes, o transplante cardíaco não é atualmente um padrão terapêutico, mas sim uma via de investigação que requer mais investigação.

1- 9- Ressecção do tumor com auto-transplante cardíaco [133, 85] :

A ressecção completa de tumores profundos e posteriores com o coração no local pode ser difícil ou impossível de alcançar e pode causar recidiva pós-operatória precoce. Por este motivo, a exteriorização do coração fora da cavidade mediastínica pode resolver este problema de exposição. Isto é conseguido através da secção da veia cava e dos grandes vasos, seguida da ressecção ex-vivo do tumor, da reconstrução das cavidades com um retalho de pericárdio autólogo ou bovino e da reimplantação do coração.

Tem sido utilizado por várias equipas como alternativa ao transplante cardíaco para o tratamento de tumores invasivos irressecáveis.

1-10- O fim da intervenção :

Esta fase consiste em verificar a integridade das quatro câmaras cardíacas. Deve insistir-se na lavagem cuidadosa das cavidades com uma solução salina para evitar deixar resíduos tumorais que possam embolizar no pós-operatório imediato ou provocar uma recidiva precoce.

Após a sutura das auriculotomias, a drenagem das cavidades esquerdas, a descompressão e o aquecimento, e após o retorno do ritmo cardíaco (espontâneo ou por desfibrilhação), a cirurgia de bypass é progressivamente interrompida se o estado hemodinâmico do coração o permitir. Por fim, o cirurgião fecha o tórax após a drenagem do pericárdio e do mediastino.

2- Radioterapia :

A radioterapia é considerada uma terapia complementar à cirurgia para os tumores malignos. A energia da radiação e a técnica de irradiação são adaptadas caso a caso.

2- 1- Sarcomas :

A irradiação é frequentemente efectuada com um acelerador linear. O cobalto só foi utilizado por alguns autores [138].

A dose a administrar é de 50 gys. Recomenda-se uma dose suplementar de 10 gys em caso de resíduo macroscópico, sem ultrapassar a tolerância das estruturas sensoriais vizinhas (pulmões, cadeias espinais) [139]. A dose por fração é de 1,8 a 2 gys, com uma fração por dia e 5 fracções por semana [140].

Não existe uma definição normalizada do volume a irradiar. A totalidade do leito operatório, incluindo o trajeto e os orifícios do dreno, deve ser envolvida com uma grande margem de segurança [141].

A radioterapia só pode ser utilizada no tratamento do sarcoma cardíaco como adjuvante da remoção cirúrgica, ou como tratamento paliativo se o tumor for irressecável [140, 142]. Deve ser efectuada o mais próximo possível da remoção cirúrgica, com um atraso desejável inferior a 5 semanas. A radioterapia neoadjuvante com o objetivo de reduzir a massa tumoral no pré-operatório não tem lugar devido à extensão do volume a irradiar.

A escolha da radioterapia é limitada pela frequência e gravidade das complicações agudas, como a pericardite, febre e dor, e das complicações crónicas, como a pericardite constritiva e a estenose da artéria coronária [143].

2- 2- Pseudotumores **inflamatórios** :

A radioterapia tem sido utilizada por algumas equipas para o tratamento de PTIs para os quais a excisão completa foi impossível, embora o seu efeito benéfico neste tipo de tumor não tenha sido provado [144].

2- 2- Mesoteliomas e linfomas :

A radioterapia não se revelou eficaz no tratamento do mesotelioma e do linfoma cardíaco.

3- Quimioterapia [140, 145]:

3- 1- Sarcomas :

A quimioterapia é cada vez mais utilizada como tratamento adjuvante após a ressecção cirúrgica completa ou parcial de sarcomas cardíacos com ou sem metástases. A quimioterapia neoadjuvante justifica-se quando a extensão local não permite a ressecção completa, o que se torna possível após a redução do tamanho do tumor pela quimioterapia.

Uma revisão da literatura mostra alguns sucessos isolados com a combinação de cirurgia e quimioterapia, mas não existe um verdadeiro consenso sobre a melhor estratégia terapêutica [146, 147, 148]. O único consenso existente até à data diz respeito à cirurgia. De facto, a necessidade de uma ressecção o mais completa possível como primeiro procedimento terapêutico tornou-se uma convenção dos autores, sobretudo com os progressos da cirurgia cardíaca.

O lugar do tratamento complementar com quimioterapia e/ou radioterapia e as suas respectivas indicações no tratamento dos sarcomas continua por estabelecer. Alguns autores propõem a terapia tripla (cirurgia + quimioterapia + radioterapia); outros rejeitam-na devido à toxicidade cardíaca da radioterapia, que é aumentada pelas antraciclinas [146]. Vários protocolos de quimioterapia como o CYVADIC (ciclofosfamida, vincristina, adriamicina, imidazol, carboxamida) têm sido utilizados com resultados variáveis. Uma grande meta-análise [149] sobre o uso de doxorrubicina no tratamento do sarcoma cardíaco concluiu que houve uma redução significativa na recorrência local e metástases, e uma melhora na sobrevida.

3- 2- Linfomas :

Vários ensaios aleatórios [10, 150] demonstraram os benefícios da quimioterapia à base de antraciclinas seguida de radioterapia no tratamento do linfoma. Foram descritas remissões completas e prolongadas após a combinação de quimioterapia e radioterapia.

3-3- Mesoteliomas do pericárdio :

A quimioterapia desempenha um papel paliativo no tratamento dos mesoteliomas do pericárdio.

4- Terapia genética :

Vários estudos clínicos demonstraram que os novos inibidores da tirosina quinase têm efeitos benéficos no abrandamento da progressão da doença sarcomatosa cardíaca [151, 150].

Nakagawa et al [150] recomendam a utilização de anticorpos monoclonais anti-CD 20 (rituximab) para os linfomas não-Hodgkin B que expressam a molécula CD 20. Esta é uma terapia nova e eficaz para este tipo de linfoma.

A indução de apoptose em células cancerígenas é outra nova alternativa terapêutica. No entanto, dado o efeito da apoptose nas células normais do miocárdio, levando à insuficiência cardíaca, esta abordagem necessita de ser objeto de ensaios clínicos antes de poder ser aplicada [151].

5- Anti-coagulação :

O tratamento médico com anti-coagulação ou anti-agregação a longo prazo é discutido em função da localização do tumor e do facto de o estado geral do doente contraindicar ou não a cirurgia [22].

6- Anti-arrítmicos :

Os fármacos antiarrítmicos estão indicados nos miomas não operáveis complicados por perturbações recorrentes do ritmo ventricular [91].

XI- Prognóstico e sobrevivência :

1- Evolução natural :

- Tumores benignos :

A maioria dos tumores benignos, devido às suas numerosas complicações, apresenta um risco significativo para a esperança de vida do doente. O tratamento cirúrgico sistemático deve, por conseguinte, ser realizado mesmo no caso de tumores clinicamente silenciosos (com exceção dos tipos histológicos acima referidos), a fim de evitar qualquer complicação que exija um tratamento de urgência e piore um prognóstico inicialmente excelente.

O prognóstico espontâneo da PTI é frequentemente favorável. No entanto, foram descritos alguns casos de transformação em sarcomas e morte súbita [152]. Também foi descrita a regressão espontânea do tumor [153, 154].

- Tumores malignos :

O prognóstico dos doentes com tumores malignos é mau. A progressão espontânea leva rapidamente à invasão loco-regional e à distância, culminando na morte do doente. A taxa média de sobrevivência dos doentes com sarcoma não é superior a um ano após o início dos sintomas [136, 11].

2- Resultados terapêuticos :

- Tumores benignos :

Os resultados pós-operatórios precoces são excelentes, desde que todas as precauções per-operatórias mencionadas acima sejam observadas. As séries publicadas na literatura mostram uma baixa taxa de mortalidade pós-operatória precoce [120, 125]. As principais causas de morte são distúrbios do ritmo ventricular, eventos embólicos sistêmicos e baixo fluxo em casos de disfunção miocárdica pré-operatória [155].

As complicações pós-operatórias precoces limitam-se geralmente a problemas de condução ou perturbações do ritmo, que se resolvem habitualmente em poucos dias, facilitadas pela abordagem bi-atrial e pelas grandes incisões.

Tschirkov [130] afirmou que o risco de arritmia pós-operatória é diretamente proporcional ao tamanho da porção de endocárdio removida com o tumor. Este autor recomendou que esta remoção fosse reduzida ao mínimo.

As taxas de mortalidade tardia para mixoma variam na literatura de 0 a 25% [125, 111]. No entanto, parece que a maioria das mortes tardias não são atribuíveis à operação, mas a qualquer outra causa não diretamente relacionada com o mixoma. No entanto, alguns casos de eventos neurológicos tardios revelando aneurismas cerebrais latentes foram relatados [156].

A recorrência é rara. A maioria das séries relata pouca ou nenhuma recorrência [157, 123]. São possíveis vários tipos de recorrência: única ou múltipla, na mesma cavidade que o tumor inicial ou noutra cavidade.

As etiologias das recidivas são :

- Excisão incompleta do tumor inicial

- Migração de fragmentos tumorais durante a cirurgia

- A existência no início de uma outra localização tumoral que passou despercebida

- O carácter familiar do mixoma

Uma avaliação da taxa global de recorrência foi dada por Castelli [157] numa revisão da literatura que incluiu 526 mixomas. Esta taxa foi estimada em 4,7%, com variações significativas consoante o subgrupo.

A taxa de recorrência local espontânea da PTI varia entre 15% e 37%. É mais elevada durante o primeiro ano após a cirurgia [158]. Foi identificado um subgrupo de doentes com elevado risco de recorrência: trata-se de formas familiares, formas associadas a um síndroma do complexo de Carney e formas múltiplas. A ocorrência de complicações neurológicas pré-operatórias prejudica o prognóstico do tumor. Numa revisão da literatura, Roeltgen [159] relatou uma taxa de morbilidade de 49%, o que contrasta com o excelente prognóstico dos mixomas operados sem lesões cerebrais.

- Tumores malignos :

A taxa de mortalidade pós-operatória precoce foi estimada em 12,5% nas séries de Donsbeck [160] e Burke [136], envolvendo 24 e 40 pacientes, respetivamente, operados por sarcomas cardíacos.

A cirurgia de ressecção do tumor seguida de quimioterapia adjuvante melhora a sobrevivência dos doentes [18, 151]. A frequência da invasão local e das metástases à distância no momento do diagnóstico dos rabdomiossarcomas e a sua fraca resposta à radioterapia e à quimioterapia limitam a sobrevivência dos doentes após a cirurgia a menos de 12 meses [136, 23].

2- Factores de prognóstico :

- Qualidade da ressecção cirúrgica: O fator que tem sido consistente e significativamente encontrado é a qualidade da ressecção cirúrgica durante o tratamento inicial [161]. A ressecção completa do tumor parece aumentar a sobrevivência [9].

- Localização do tumor: As cavidades do lado esquerdo parecem estar associadas a uma maior sobrevivência. Isto deve-se provavelmente ao facto de serem diagnosticados mais cedo do que os tumores do coração direito, que são frequentemente descobertos mais tarde, tornando a ressecção completa mais difícil [136, 9].

- Grau histológico: Está diretamente correlacionado com a taxa de sobrevivência.

Na série de Donsbeck [160], o tempo médio de sobrevivência foi mais longo em doentes com tumores de baixo grau do que em doentes com tumores de alto grau (16,7 meses em comparação com 7).

- Tipo histológico: As hipóteses de sobrevivência são excelentes para os mixomas, médias para os tumores benignos que não sejam mixomas e fracas para as neoplasias malignas.

Na maioria das séries relatadas na literatura, o tipo histológico do sarcoma não parece estar estatisticamente correlacionado com a sobrevida [9,160]. No entanto, numa série de 15 sarcomas cardíacos relatada por Lombart [147], a sobrevida foi significativamente maior nos pacientes sem angiossarcoma (18 meses versus 7, p= 0,04).

- Tratamento adjuvante : O tratamento complementar pós-operatório com quimioterapia e/ou radioterapia parece por vezes estar associado a um resultado mais favorável [136, 160].

Na série de Burke [136], a sobrevivência média foi maior nos doentes que tinham recebido tratamento adicional após a ressecção cirúrgica (19 meses versus 7 meses, p= 0,03).

XII- Conclusão :

Os tumores primários do cardiopericárdio são raros. A sua incidência está estimada em cerca de 0,02%. Três quartos são benignos. O mixoma do OG é o tumor mais comum, seguido do lipoma e do fibroelastoma.

A PTI é uma lesão benigna extremamente rara de etiologia desconhecida.

Os tumores malignos primários também são raros, sendo os sarcomas responsáveis por 95% dos casos. As metástases cardíacas são muito mais frequentes e têm uma incidência 20 a 40 vezes superior à dos tumores primários. O melanoma e o cancro broncopulmonar têm a maior incidência de metástases para o coração.

A apresentação clínica dos tumores cardíacos é polimorfa e pouco específica. Depende mais da localização do tumor e da sua relação com o tecido de condução e as válvulas do que do seu tamanho e tipo histológico. Os sintomas podem incluir dispneia, dor torácica, mal-estar, síncope e sinais de insuficiência cardíaca.

Os sinais gerais acompanham certos tipos histológicos de tumores. Os tumores com desenvolvimento endo-cavitário e valvular podem ser responsáveis por embolias na circulação coronária, cerebral, renal, pulmonar ou periférica, levando a acidentes isquémicos.

Os tumores do pericárdio podem causar derrame pericárdico, tamponamento ou pericardite constritiva.

Cerca de 12% dos tumores cardíacos primários são assintomáticos e o diagnóstico é feito durante um ecocardiograma efectuado por outro motivo ou na autópsia.

A principal vantagem destes sinais polimorfos é a de solicitarem a realização de uma ecografia cardíaca que, na maioria das vezes, permite estabelecer o diagnóstico. O ETT e o ETE são os principais exames de diagnóstico, suficientes para encaminhar o doente para o cirurgião.

A ultrassonografia também pode ser utilizada para procurar invasão valvular ou pericárdica, avaliar a função ventricular esquerda e orientar a biópsia em tumores irressecáveis que requerem quimioterapia e/ou radioterapia. No entanto, esta técnica pode ser prejudicada por falsos positivos e falsos negativos e por uma análise limitada e inadequada da extensão do tumor mediastínico.

Nas formas atípicas, a ressonância magnética e, em menor grau, a tomografia computorizada são úteis. Estes métodos podem ser utilizados para confirmar o diagnóstico, eliminando os falsos positivos, e para determinar a localização e a extensão da doença.

A TC fornece as informações necessárias sobre a invasão de estruturas adjacentes, a presença de derrame pleural, adenopatia mediastínica e metástases pulmonares. Pode também ser utilizada para estudar os grandes vasos. Em alguns casos, a RM pode também ser utilizada para caraterizar a histologia dos tecidos e procurar sinais de malignidade. Pode também ser utilizada para o seguimento pós-tratamento de lesões malignas.

O valor diagnóstico da biologia reside na procura de uma síndrome inflamatória biológica não específica. Também podem ser encontradas anomalias imunológicas em doentes com mixoma. Os níveis de IL 6 são também utilizados para o controlo pós-operatório de determinados tumores. Um aumento do seu nível plasmático indica uma recidiva do tumor.

O estudo anatomopatológico é a chave para o diagnóstico dos tumores cardíacos. O aspeto macroscópico varia de acordo com o tipo histológico do tumor.

O mixoma apresenta-se geralmente como uma massa intracavitária bem individualizada, de consistência firme e tamanho variável, ligada ao SIA por uma ampla base de implantação.

O fibroelastoma papilar é uma formação arredondada, pedunculada e móvel de tamanho sub-centimétrico localizada no endocárdio valvular. O PTI apresenta-se como uma massa homogénea e bem delimitada.

Os tumores malignos são pouco limitados, invasivos, geralmente múltiplos e contêm áreas necróticas e hemorrágicas.

Os tumores do pericárdio, que são frequentemente metástases, apresentam-se como grandes nódulos. Tendem a invadir o miocárdio e as estruturas adjacentes, levando a derrame pericárdico.

Histologicamente, os tumores malignos primários e secundários caracterizam-se por atipias e mitoses celulares frequentes. As dificuldades na identificação de cada tipo de tumor e no diagnóstico diferencial com outras formações cardíacas não tumorais, como trombos, vegetações e excrescências de Lambl, só foram resolvidas com o desenvolvimento de técnicas de microscopia eletrónica, imunohistoquímica e biologia molecular.

Ao identificar as proteínas e os receptores expressos na superfície celular, os estudos imuno-histoquímicos podem confirmar o diagnóstico e diferenciar os tipos histológicos. Os estudos citogenéticos são utilizados para identificar ligações entre determinados tumores e aberrações cromossómicas ou mutações genéticas.

O tratamento terapêutico requer a colaboração entre o cardiologista, o cirurgião cardíaco e o anestesista.

No caso de tumores malignos, é frequentemente necessária a colaboração do oncologista e do radioterapeuta. O objetivo da excisão cirúrgica é remover o obstáculo mecânico ao fluxo sanguíneo e evitar complicações embólicas e rítmicas e a recorrência do tumor.

A exploração macroscópica das cavidades do coração e a verificação da função da válvula no intra-operatório são essenciais.

A abordagem mais utilizada atualmente é a esternotomia mediana. Permite a instalação rápida da CEC e o acesso fácil a todas as câmaras cardíacas. A via ideal para a exposição do tumor varia consoante a sua localização e dimensão. Deve permitir uma manipulação mínima do tumor, a inspeção de todas as quatro câmaras cardíacas e uma exposição adequada.

O princípio da cirurgia é assegurar a remoção completa do tumor com o seu pedículo e base de implantação, com reconstrução de qualquer defeito da válvula ou da parede do coração.

O transplante cardíaco após quimio-radioterapia neo-adjuvante é uma alternativa de tratamento para doentes com neoplasia que se disseminou localmente mas não metastizou para locais distantes. No entanto, dado o reduzido número de dadores e a morbilidade associada à imunossupressão, é o tratamento de último recurso.

A quimioterapia é um elemento essencial no tratamento dos tumores malignos. É cada vez mais utilizada como tratamento complementar após uma ressecção cirúrgica total ou parcial. No entanto, devido à extrema raridade dos tumores malignos, ainda não foi adotado um protocolo terapêutico preciso.

A radioterapia representa a terceira fase do tratamento dos tumores malignos do coração. Só pode ser utilizada para tratar sarcomas cardíacos como adjuvante da remoção cirúrgica ou como tratamento paliativo se o tumor for irressecável.

No caso dos tumores benignos, a radioterapia só é utilizada nas PTI quando a excisão completa é impossível, embora o seu efeito benéfico neste tipo de tumor não tenha sido provado.

O prognóstico a curto e longo prazo após a cirurgia de tumores benignos é excelente. A recidiva local é rara. Deve-se frequentemente a uma ressecção incompleta. O prognóstico para os tumores malignos continua a ser mau, apesar da ressecção completa e do tratamento adjuvante.

Recomenda-se a monitorização regular pós-operatória utilizando métodos não invasivos para detetar precocemente a recorrência.

Bibliografia :

1. Agência Internacional de Investigação do Cancro. Classificação da OMS para os tumores do pulmão, pleura, timo e coração, 4.ª ed. (Organização Mundial de Saúde, 2015).

2. Mahaim I. Tumores e pólipos do coração.

Ed. Masson, Paris, 1945.

3. Silverman N.A. Tumores cardíacos primários.

Ann. Surg, 1980, 191 (2): 127-38.

4. Norlindh T, Lilja B, Nyman U, Hellekant C.

Mixoma da aurícula esquerda demonstrado por TC.

Amer J Roentgenol 1981; 1: 153-4.

5. Fisher M, Cherrier F.

Mixomas cardíacos.

Med interne 1980; 15: 277- 83.

6. Isner J, Falcone M, Virmani R, Roberts W.

Sarcoma cardíaco causando "ASH" e simulando doença cardíaca coronária.

Amer J Med 1979; 6: 1025-30.

7. Cooley DA.

Tratamento cirúrgico das neoplasias cardíacas: 32 anos de experiência.

Thorac Cardiovasc Surg 1990; 38: 176-82.

8. Mervin B, Todd M, Edward J.

Mixomas cardíacos: um desafio para o diagnóstico clínico.

Amer J Surg 1979; 138: 68-76.

9. Burke A, Virmani R.

Tumores do coração e dos grandes vasos.

Atlas de patologia tumoral. Terceira série, fascículo 16. Washington, D.C.: Instituto de Patologia das Forças Armadas, 1996; 16: 231.

10. Chomette G, Auriol M, Cabrol C, Tranbaloc P.

Tumores malignos primários do coração. Estudo anátomo-clínico de 12 casos.

Ann Med Interne (Paris) 1985; 136: 301-5.

11. **Murphy MC, Sweeney MS, Putnam JB, Jr, Walker WE, Frazier OH, Ott DA et al.**

Tratamento cirúrgico dos tumores cardíacos: uma experiência de 25 anos.

Ann Thorac Surg 1990; 49: 612-7.

12. **Carney JA.**

Schwanoma melanótico psammomatoso. Um tumor distinto e hereditário com associações especiais, incluindo o mixoma cardíaco e a síndrome de Cushing.

Am J Surg Pathol 1990; 14: 206-22.

13. **Gaerte SC, Meyer CA, Winer-Muram HT, et al.**

Lesões do tórax que contêm gordura.

Radiographics 2002; 22 (suppl): S 61-78.

14. **Furber A, Prunier F, Laporte J et al.**

Tumores cardio-pericárdicos. EMC (Paris).

Cardiologie Angeiologie 11-28 A 10, 1999; 10P.

15. **Kipfer B, Englberger L, Stauffer E, Carrel T.**

Apresentação rara de hemangiomas cardíacos.

Ann Thorac Surg 2000; 70: 977-9.

16. **Abraham K.P, Reddy V, Gattuso P.**

Neoplasias metastáticas para o coração: revisão de 3314 autópsias consecutivas.

Am J Cardiovasc Pathol 1990; 3: 195-8.

17. **Vantrigt P, Sabiston J.R.**

Tumores do coração.

Surgery of the chest, Philadelphia: W.B. Saunders 1995 pp 2069-89.

18. **Lam KY, Dickens P, Chan AC.**

Tumores do coração: uma experiência de 20 anos com uma revisão de 12.485 autópsias consecutivas.

19. **Shapiro LM.**

Tumores cardíacos: diagnóstico e tratamento.

Coração 2001; 85: 218-22.

20. **Burke A, Virmani R.**

Tumores e condições semelhantes a tumores do coração. Em: Silver MD, Gotleib AG, Schoen FJ (eds). Cardiovascular pathology.

Nova Iorque: Churchill Livingstone, 2001: 583-605.

21. Saad RS, Galvis CO, Bshara W, et al.

Fibroelastoma papilar da válvula pulmonar: relato de caso e revisão da literatura.

Arch Pathol Lab Med 2001; 125: 933-4.

22. Butany J, Nair V, Naseemuddin A, Nair G, Catton C, Yau T.

Tumores cardíacos: diagnóstico e tratamento.

Lancet Oncology 2005; 6: 219-28.

23. Miralles A, Bracamonte L, Soncul H, Diaz del Castillo R, Akhtar R, Bors V, et al.

Tumores cardíacos: experiência clínica e resultados cirúrgicos em 74 pacientes.

Ann Thorac Surg 1991; 52: 886-95.

24. Sarjeant JM, Butany J, Cusimano RJ.

Cancro do coração: epidemiologia e tratamento de neoplasias primárias e metástases.

Am J Cardiovasc Drugs 2003; 3: 407-21.

25. Markel ML, Waller BF, Armstrong WF.

Mixoma cardíaco: uma revisão.

Medicine 1987; 66: 114-25.

26. Dong Hi AY, Williams CR.

Distribuição do sexo nos mixomas cardíacos.

Am J Cardiol 2002; 90: 563-5.

27. Goswami KC, Shrivastava S, Bahl VK, Saxena A, Manchauda SC, Wasir HS.

Mixomas cardíacos: perfil clínico e ecográfico.

Int J Cardiol 1998; 63: 251-9.

28. Kasis A, Chukwuemeka AO, Vecht JA, Ibrahim MF, Young CP.

Uma causa invulgar de taquicardia ventricular.

Int J Clin Pract 2004; 58: 807-8.

29. Li L, Cerilli LA, Wick MR.

Pseudotumor inflamatório (tumor miofibroblástico) do coração.

Ann Diagn Pathol 2002; 6: 116-21.

30. Coffin CM, Watterson J, Priest JR, Dehner LP.

Tumor miofibroblástico inflamatório extrapulmonar (pseudotumor inflamatório). Estudo clínico-patológico e imuno-histoquímico de 84 casos.

Am J Surg Pathol 1995; 19: 859-72.

31. Marx GR.

Tumores cardíacos.

Heart disease in infants, children, and adolescents: including the fetus and young adult 1995; 2: 1773-86.

32. Skarin A.

Angiossarcoma cardíaco primário apresentando-se como derrame pericárdico maligno.

J. Clin. Oncol 1998; 16: 3913-5.

33. Jacabson E.

Dois casos do chamado mixofibroma das válvulas cardíacas, produzindo sintomas clínicos e vitium congénito.

Annales pediatrici 1943; 161: 1-12.

34. Elderkin RA, Radford DJ.

Tumores cardíacos primários numa população pediátrica.

J Paediatr Child Health 2002; 38: 173-7.

35. Blondeau P, Soyer R, Piwnica A, Cachefa JP, Dubost C.

Problemas diagnósticos e terapêuticos colocados pelos mixomas auriculares.

Ann Chir Thorac Cardio Vasc 1973; 12: 301-6.

36. Conces DJ, Vix VA, Klatte EC.

Imagens de RM de mixomas da aurícula esquerda.

Radiologia 1986; 156: 445-7.

37. Hansen F, Lyngborg F, Andersen M, Wennevold A.

Mixomas da aurícula direita.

Ata Med. Scand 1969; 86: 165.

38. Saint John Sutton MG, Mercier LA, Giuliani ER, Lie JT.

Mixomas auriculares: revisão da experiência clínica em 40 doentes.

Mayo Clin. Proc 1980; 55: 371-6.

39. Arenzana J, Guerra JA, Casero A, Merino J.

Um mixoma na parede posterior da aurícula direita.

Rev Clin Esp 1993; 192: 297-8.

40 Mac Allister HA Jr.

Tumores primários do coração e do pericárdio.

Patologia. Annals. 1979; 14: 335-55.

41. Mac Allister HA Jr.

Tumores do coração e do pericárdio.

Cardiovascular pathology, Nova Iorque 1983; 917-21.

42. Mc Allister H.A. JR, Fenoglio J.J. JR.

Tumores do sistema cardiovascular.

Ed. AFIP, Washington, 1978; 5-20.

43. Molina JE, Edwards JE, Ward HB.

Tumores cardíacos primários: experiência na Universidade de Minnesota.

Thorac Cardiovasc Surg 1990; 38: 183-91.

44. Goswami KC, Yusuf A, Anandaraja S, et al.

Perfil clínico e ecocardiográfico dos mixomas cardíacos.

Indian Heart J Sept-Oct 2003; 55 (5) [Artigo No. 79].

45. Morrison BJ, Eagle KA.

Mixomas da aurícula esquerda que se apresentam como uma insuficiência respiratória grave.

Chest 1994; 105: 1282-3.

46. Marvasti MA, Obeid AI, Patts JL, Parker FB.

Abordagem no tratamento do mixoma auricular com seguimento a longo prazo.

Annals Thorac. Surg 1984; 38: 53-8.

47. Pavie A, Escande G, Cham B et al.

Mixomas do átrio direito: 3 casos e revisão da literatura.

Arch Mal Cœur 1981; 74: 265-72.

48. Kyle W. Klarich, Maurice Enrikez-Sarano, George M. Gura, William D, Edwards, A. Jamil Tajik, James B, Seward.

Fibroelastoma Papilar: Caraterísticas Ecocardiográficas para o Diagnóstico e Correlação Patológica.

JACC 1997; 30: 784-90.

49. Bisel HF, Wróblewski F, LaDue JS.

Incidência e manifestações clínicas das metástases cardíacas.

JAMA 1953; 153: 712 - 715.

50. Malaret GE, Aliaga P.

Doença metastática para o coração.

Cancro 1968; 22: 457-66.

51. Young JM, Goldman IR.

Metástases tumorais no coração.

Circulation 1954; 9: 220-9.

52. GlockY, Herreros J, Arcas R, Mascabuan R, Saidi M, Puel L.

Mixoma cardíaco: diagnóstico, tratamento e evolução tardia (de uma observação de 15 casos).

Cœur 1985; 15: 253-62.

53. Gassman HS, Meadows R, Baker LA.

Tumores metastáticos do coração.

Am J Med 1955; 19: 357-65.

54. Seibert KA, Rettenmier CW, Waller BF et al.

Sarcoma osteogénico com metastização para o coração.

Am J Med 1982; 73: 136-41.

55. Scott RW, Garvin CF.

Tumores do coração e do pericárdio.

Am Heart J 1939; 17: 431-6.

56. Peters MN, Hall RZ, Cooley DA, Leachman RD, Garcia E.

A síndrome clínica do mixoma auricular.

Jama 1974; 230: 695-700.

57. Kupsky DF, Newman DB, Kumar G, Maleszewski JJ, Edwards WD, Klarich KW. Caraterísticas ecocardiográficas dos angiossarcomas cardíacos: a experiência da Clínica Mayo (1976-2013). Ecocardiografia. 2016; 33: 186-92.

58. Engdberding R, Daniel WG, Erbel R, Kasper W, Lestuzzi C.

Diagnóstico de tumores cardíacos por ecografia transoesofágica: um estudo multicêntrico em 154 pacientes. Grupo de Estudo Cooperativo Europeu.

Eur Heart J 1993; 14: 1223-8.

59. Kaplan LJ, Weiman D, Van Decker W, Sokil AB, Whitman GJ.

Mixoma biatrial infetado: ressecção cirúrgica guiada por ecocardiografia transoesofágica.

Ann Thorac Surg 1994, 57: 487-9.

60. Bhan A, Mehrotra R, Choudhary SK, et al.

Experiência cirúrgica com mixomas intracardíacos: seguimento a longo prazo.

Ann Thorac Surg 1998; 66: 810-3.

61. Copeland JG, Valdes-Cruz L, Sahn DJ.

Biópsia endomiocárdica com orientação fluoroscópica e ecocardiográfica bidimensional: relato de caso de paciente com suspeita de múltiplos tumores cardíacos.

Clin Cardiol 1984; 7: 449-52.

62. Salka S, Siegel R, Sagar KB.

Biópsia transvenosa de tumor intracardíaco sob orientação ecocardiográfica transesofágica.

Am Heart J 1993; 125: 1782-4.

63. Applegate PM, Tajik AJ, Ehman RL, Julsrud PR, Miller FA.

Observações ecocardiográficas bidimensionais e de ressonância magnética na hipertrofia lipomatosa maciça do septo atrial.

Am J Cardiol 1987; 59: 489-91.

64. Zamorano J, Vilacosta I, Almei AC, San Roman A, Castillo JA.

Contribuição da ecocardiografia transesofágica na avaliação dos mixomas cardíacos.

Rev Esp Cardiol 1994; 47: 17-22.

65. Kuhl H.P, Bucker A, Franke A et al.

Ecocardiografia transesofágica tridimensional: determinação in vivo da massa ventricular esquerda em comparação com a ressonância magnética.

J. Am. Soc. echocardiography 2000; 13: 205-15.

66. Andrew R.J. Mitchell, Jonathan Timperley, Lucy Hudsmith, Stefan Neubauer, Yaver Bashir.

Ecocardiografia intracardíaca para guiar a biópsia miocárdica de uma doença cardíaca primária

tumor.

The Europeen society of cardiology 2006; xxx Publicado por Elsevier Ltd.

67. Aggoun Y, Hunkeler N, Destephen M, Vial Y, Gudinchet F, Calame A et al.

Rabdomiomatose cardíaca e esclerose tuberosa de Bourneville no feto. Cerca de 2 casos.

Arch Mal Cœur 1992; 85: 609-13.

68. Godwin JD, Axel L, Adams JR et al.

Tomografia computorizada: um novo método para o diagnóstico de tumores do coração.

Circulation 1981; 63: 448-51.

69. Marazuela M, Garci Merino A, Yebra M et al.

Ressonância magnética e angiografia do cérebro no mixoma embólico da aurícula esquerda.

Neurorradiologia 1989; 31: 137-9.

70 Grollier G, Lawy E, Khayat A, Foucault JP.

Vascularização do tumor num caso de mixoma assintomático.

Arch Mal Cœur 1985; 4: 653-6.

71. Van Cleemput J, Daenen W, De Geest H.

Angiografia coronária no mixoma cardíaco: achados em 19 casos consecutivos e revisão da literatura.

Cathet Cardiovasc Diagn 1993; 29: 217-20.

72. Delisle M.B, Selves J, Alard C et al.

Sarcoma cardíaco revelado por hipereosinofima no sangue.

Ann. Pathol 1991; 11: 271-4.

73. Kaminskey P, Klein M, Pinelli G, Grasser B, Due M, Villemot JP.

Teste de banda lúpica positivo em mixomas cardíacos.

Lancet 1992; 340: 1100.

74. Saji T, Matsuo N, Shiono N, Yokomuro H, Watanabe Y, Takanashi Y, Komatsu H.

Concentrações séricas/teciduais de interleucina 6 e anomalias constitucionais em 4 doentes com mixomas cardíacos.

Kokyu to Junkan 1993; 41: 891-5.

75. Kanda T, Dmeyama S, Sasaki A, Nakazato Y, Morishita Y, Imai S et al.

Interleucina 6 e mixomas cardíacos.

The American Journal of Cardiology 1994; 74: 965-7.

76. Kanda T, Nakajima T, Sakamoto H, Suzuki T, Murat K.

Um mixoma secretor de interleucina 6 num ventrículo esquerdo hipertrófico.

Chest 1994; 105: 962-3.

77. Kishimoto T, Hirano T, Kikutani H.

Fator de regulação da diferenciação das células B humanas: estrutura molecular e funções imunológicas Fator de diferenciação das células B humanas.

Progresso em imunologia 1986; 6: 357-67.

78. Bulkey BH, Hutchins GM.

Mixomas atriais: uma revisão de cinquenta anos.

Am Heart Journal 1979; 97: 639-43.

79. Reynen K.

Mixomas cardíacos.

N Engl J Med 1995; 333: 1610-7.

80. Monges G, Sudan N, Delpuech F et al.

Mixomas do coração: um estudo ultra-estrutural (cinco casos).

Arq. Anat. Cytol. Path 1979; 27: 19-24.

81. Rubin MA, Snell JA, Tazelaar HD, Lack EEL, Austenfeld JL, Azumi N.

Fibroelastoma papilar cardíaco: investigação imunohistoquímica e manifestações clínicas incomuns.

Mod Pathol 1995; 8: 402-7.

82. Yamamoto H, Oda Y, Saito T, Sakamoto A, Miyajima K, Tamiya S, et al.

Mutação de P53 e amplificação de MDM2 em tumores miofibroblásticos inflamatórios. Histopatologia 2003; 42: 431-9.

83. Butany J, Dixit V, Leong S, Daniel L, Mezody M, David T.

Tumor miofibroblástico inflamatório com envolvimento valvular: relato de caso e revisão da literatura.

Cardiovascular Pathology 2007; 16: 359-64.

84. Kelly SJ, Lambie NK, Singh HP.

Tumor miofibroblástico inflamatório do ventrículo esquerdo num adulto idoso.

Ann Thorac Surg 2003; 75: 1971-3.

85. Sherif S. Iskander, Sherif F. Nagueh, Mary L. Ostrowski e Michael J. Reardon. Growth of a Left Atrial Sarcoma Followed by Resection and Autotransplantation (Crescimento de um Sarcoma Atrial Esquerdo Seguido de Ressecção e Autotransplante).

Ann Thorac Surg 2005; 79:1771-4.

86. John M. Cho, Gordon K. Danielson, Francisco J. Puga, Joseph A. Dearani, Christopher G. A. McGregor, Henry D. Tazelaar e Donald J. Hagler.

Ressecção Cirúrgica de Fibromas Cardíacos Ventriculares: Resultados Precoces e Tardios.

Ann Thorac Surg 2003; 76:1929-34.

87. Basarici I, Demir I, Yilmaz H, Altekin E.

Melanoma maligno metastático obstrutivo do coração: Oclusão arterial pulmonar iminente causada por metástases no ventrículo direito com origem desconhecida do tumor primário.

Heart and Lung 2006; 35: 351-4.

88. **Niels J. Verberkmoes, Suzanne Kats, Ivonne Tan-Go e Jacques P.A.M. Schönberger.**

Ressecção de um septo interauricular hipertrófico lipomatoso envolvendo o ventrículo direito.

Interact CardioVasc Thorac Surg 2007; 6: 654-7.

89. **Maryam Esmaeilzadeh, Rozita Jalalian, Majid Maleki, Nader Givtaj, Kambiz Mozaffari, Mozhgan Parsaee.**

Hemangioma cavernoso cardíaco.

Eur J Echocardiography 2007; 8: 487-506.

90. **Bic J.F, Frade Schneller O, Marie B et al.**

Angiossarcoma cardíaco revelado por metástases pulmonares.

Eur. Respir. J 1994; 7: 1194-6.

91. **Dulac Y, Plat G, Taktak A, Bassil R, Zabalawi A, Paranon S, Rumeau P, Marcoux M, Acar P.**

Grande tumor cardíaco revelado por um distúrbio do ritmo ventricular num bebé de 18 meses.

Archives de pédiatrie 2006; 13: 1416-9.

92. **Garnier P, Michel D, Antoine JC, Solvet P, Gain P, Barral F, Comtet C.**

Mixoma da aurícula esquerda com manifestações neurológicas: 8 casos.

Revue Neurol 1994; 150: 776-84.

93. **Eriksen VH, Baandrup U, Jensen BS.**

Rutura total de mixoma atrial esquerdo causando um ataque cerebral e um êmbolo em sela na bifurcação ilíaca.

Int J Cardiol 1992; 35: 127-9.

94. **Zernovicky F, Kubis J, Vrtik L.**

Mixoma que emboliza em ambas as extremidades inferiores.

Rozhe chir 1994; 73: 127-8.

95. **Hashimoto H, Takahashi H, Trijiwara Y, Joh T, Tomino T.**

Enfarte agudo do miocárdio devido a embolização coronária por mixoma da aurícula esquerda.

J P N Circ J 1993; 57: 1016-20.

96. Tanabe J, Williams RL, Diethrich EB.

Mixoma da aurícula esquerda: associação com embolização coronária aguda num rapaz de 11 anos. Pediatria 1979; 63: 778-81.

97. Uemura K, Hiramatsu T, Kuzi T, Satoh H, Tomino T.

Um caso de mixoma da aurícula esquerda com enfarte agudo do miocárdio, cirurgia de revascularização miocárdica de urgência e remoção do mixoma da aurícula esquerda.

Nippon Kyobu Geka Gakkai Zasshi 1993; 41: 1386-9.

98. Taiseer AN, Francis I.

Mixoma atrial produzindo oclusão aguda da aorta com anúria e paraplegia: um estudo de caso. Cirurgia Vascular 1986; 277-82.

99. Saitoh H, Kubota H, Takeshita M, Mizuno A, Suzuki M.

Mixoma da aurícula direita com shunt direita-esquerda e doença arterial coronária.

JPN Circ J 1994; 58: 76-9.

100. Powers JC, Falkoff M, Heinle RA, Nanda NC, Ong L, Weiner RS, Barold SS.

Mixoma cardíaco familiar: ênfase nas manifestações clínicas habituais.

J. Thorac. Cardiovasc. Surg 1979; 77: 782.

101. Heath D, Mackinnon J.

Hipertensão pulmonar devido a mixoma da aurícula direita.

Am. J. Cardiol 1964; 68: 227-35.

102. Damásio H, Seabra-Gomes R, Da Silva JP, Damásio AR, Lobo Antunes J.

Aneurismas cerebrais múltiplos e mixoma cardíaco.

Arch Neurol 1975; 32: 269-70.

103. Loire R, Tabib A.

Estudo histopatológico do mixoma cardíaco. Cerca de oitenta casos operados.

Arq. Anat. Cytol. Pathol. 1991; 39: 5-13.

104. Burton C, Johnston J.

Aneurismas cerebrais múltiplos e mixomas cardíacos.

New Engl J Med 1970; 282: 35-6.

105. Price DL, Harris JL, New PEJ, Cante RC.

Mixoma cardíaco. Estudo clinicopatológico e angiográfico.

Arch. Neurol. 1970; 23: 558-67.

106. Loeper J, Rouffy J, El Hachimi A, Hammou JC, Chomette G.

Mixoma da aurícula esquerda estimulando a arteriopatia inflamatória difusa.

Ann. Internal Medicine 1970; 121: 559-66.

107. Chen HJ, Liou CW, Chen L.

Mixoma atrial metastático apresentando-se como aneurisma intracraniano com hemorragia: relato de caso.

Surg Neurol 1993; 40: 61-4.

108. Strauss R, Merliss R.

Tumor primário do coração.

Arch Pathol 1945; 39: 74.

109. Hiroaki Konishi, Minoru Fukuda, Morito Kato, Yoshio Misawa e Katsuo Fuse.

Trombo Organizado da Válvula Tricúspide Mimetizando Tumor Valvular.

Ann Thorac Surg 2001; 71: 2022-4.

110. Boone SA, Campagna M, Walley VM.

Excrescências de Lambl e fibroelastomas papilares: são diferentes?

Can J Cardiol 1992; 8: 372-6.

111. Semb B. KH, Wexels JC, Vatne K, Bjarnstad PG.

Observações angiográficas e ecocardiográficas em pacientes cirúrgicos com mixoma atrial. Cardiovasc Intervent Radiol 1985; 8: 119-26.

112 Yee HC, Nwosu JE, Lii AD, Velasco M, Millman A.

Caraterísticas ecocardiográficas do fibroelastoma papilar e suas consequências e manejo.

Am J Cardiol 1997; 80: 81-4.

113. Muhler EG, Kienast W, Turniski-Harder V, et al.

Arritmias em bebés e crianças com tumores cardíacos primários.

Eur Heart J 1994; 15: 915-21.

114. Burke A, Tazelaar H, Butany J et al.

Sarcomas cardíacos. In: Travis WD, Brambilla E, Mueller-Hermelink HK et al, eds.   Pathology and Genetics of Tumours of the Lung, Pleura, Thymus and Heart (Patologia e Genética dos Tumores do Pulmão, Pleura, Timo e Coração).

Lyon, França: IARC Press, 2004: 273-81.

115. Botta L, Dell'Amorea A, Pirinib M, D'Andreac A, Mastrorillid M, Mikus P.

Lipoma intrapericárdico: ressecção bem sucedida de um tumor gigante sem circulação extracorpórea.

Cardiovascular Pathology 2007; 16: 122-4.

116. Ravikumar E, Pawar N, Gnanamuthu R, Sundar P, Cherian M, Thomas S.

Abordagem de acesso mínimo para o tratamento cirúrgico de tumores cardíacos.

Ann Thorac Surg. 2000; 70: 1077-9.

117. Jennifer F. Sciuchetti, Fabrizio Corti, Dario Ballabio, Francesco Formica, Angela Aiello, Giovanni Paolini.

Ressecção cirúrgica torácica vídeo-assistida de lipoma cardíaco gigante: relato de um caso.   Jornal Internacional de Cardiologia 2008; 123: 57-8.

118.   Attum AA, Johnson GS, Masri Z, Girardet R, Lansing AM.

Comportamento clínico maligno dos mixomas cardíacos e dos "imitadores mixóides".

Ann Thorac Surg 1987; 44: 217-22.

119. Pezzella AT, Utley JR e Vander Salm TJ.

Abordagens Operatórias do Átrio Esquerdo e da Valva Mitral: Uma Atualização.

Técnicas Operatórias em Cirurgia Torácica e Cardiovascular 1998; Vd3, No 2: 74-94.

120 Blondeau P.

Tumores cardíacos primários - Estudos franceses de 533 casos.

Thorac Cardiovasc Surg 1990; 38: 192-5.

121.   Jones D, Hill RC, Abbott Jr AE, Gustafson RA, Murray GF.

Localização invulgar de um mixoma auricular complicado por uma comunicação interauricular secundária.

Ann Thorac Surg 1993; 55: 1252-3.

122. Jones D, Warden H, Murray G et al.

Abordagem biatrial dos mixomas cardíacos: uma experiência clínica de 30 anos.

Ann Thorac Surg 1995; 59: 851-6.

123 Kabbani S, Jokhadar M, Meada R, Jamil H.

Mixoma atrial: relato de 24 operações utilizando a abordagem biatrial.

Ann Thorac Surg 1994; 58: 483-8.

124 Indra A.J. Nordstrand, e Robert K.W. Tam.

Cirurgia Minimamente Invasiva para Mixomas Cardíacos através de Hemi-Esternotomia Superior e Abordagem do Septo Biatrial.

Heart Lung and Circulation 2005; 14: 255-61.

125. Bortolotti U, Maraglino G, Rubino M et al.

Excisão cirúrgica de mixomas intra-cardíacos: um seguimento de 20 anos.

Ann Thorac Surg 1990; 49: 449-53.

126. Filsoufi F, Fuzellier JF e Fabiani JN.

Cirurgia para lesões adquiridas da válvula mitral (I).

EMC, técnicas cirúrgicas-Thorax, 42-530, 1998, 12 p.

127. Smith CR.

Exposição septal-superior da válvula mitral. A abordagem do transplante.

J Thorac Cardiovasc Surg 1992; 103: 623-8.

128. Kumar N, Saad E, Prabhakar G, De Vol E, Duran CMG.

Atriotomia esquerda TRANS-septal alargada versus atriotomia esquerda convencional: estudo pós-operatório precoce.

Ann Thorac Surg 1995; 60: 426-30.

129. Utley JR, Leyland SA, Nguyenduy T.

Comparação dos resultados com três incisões atriais para operações da válvula mitral. Lateral direita, septal superior e transseptal.

J Thorac Cardiovasc Surg 1995; 109: 582-7.

130 Tschirkov A, Michev B et al.

Incidências e aspectos cirúrgicos dos mixomas cardíacos na Bulgária.

Thorac Cardiovasc Surgeon 1990; 38: 196-200.

131. Loire R.

Mixomas intracardíacos.

Médicorama 1990; 288.

132. Takach TJ, Reul GJ, Ott DA, Cooley DA.

Tumores cardíacos primários em bebés e crianças: resultados operatórios imediatos e a longo prazo.

Ann Thorac Surg 1996; 62: 559-64.

133. Donald B. Doty, John R. Doty, Bruce B. Reid, e Jeffrey L. Anderson.

Sarcoma de Átrio Esquerdo: Ressecção e Reparação por Autotransplante Cardíaco e Patch de Pericárdio In Situ.

Ann Thorac Surg 2006; 82: 1514-7.

134. Reardon MJ, DeFelice CA, Sheinbaum R, Baldwin JC.

Autotransplante cardíaco para tratamento cirúrgico de uma neoplasia maligna.

Ann Thorac Surg 1999; 67: 1793-95.

135. Thomas CR Jr, Johnson GW Jr, Stoddard MF, Clifford S.

Tumores cardíacos malignos primários: atualização 1992.

Med Pediatr Oncol 1992; 20: 519-31.

136. Burke A, Cowan D, Virmani R.

Sarcomas primários do coração.

Cancro 1992; 69: 387-95.

137. Babatasi G, Massetti M, Agostini D et al.

Leiomiossarcomas do coração e dos grandes vasos.

Ann. Cardiol. Angéiol 1998; 47: 451-8.

138. Nakamichi T, Fukada T, Suzuki T et al.

Angiossarcoma cardíaco primário: 53 meses de sobrevida após terapia multidisciplinar.

Ann. Thorac. Surg 1997; 63: 1160-1.

139. Romberg W, Grass M.

Angiossarcoma da aurícula direita: controlo local através de baixas doses de radiação e razoxane.   Strahlenther.

Oncol 1999; 175: 102-4.

140. Blay J.Y, Bonichon F, Bui B.N et al.

Normas, opções e recomendações para o tratamento de doentes adultos com sarcoma dos tecidos moles.

Arnette Blackwrll 1995; 1: 1-113.

141. Percy R, Perryman R, Amornmarn R et al.

Sobrevivência prolongada num doente com angiossarcoma primário do coração.

Am. Heart. J 1987; 113: 1228-31.

142. Herrmann M, Shankerman R, Edwards W et al.

Angiossarcoma cardíaco primário: estudo clinicopatológico de seis casos.

J. Thorac. Cardiovasc. Surg 1992; 103: 655-64.

143. Libshitz H.I, Southard M.E.

Complicações da radioterapia: o tórax. Semin.

Roentgenol 1984; 9: 41-9.

144. Das Narla L, Siddiqi NH, Hingsbergen EA.

Pseudotumor inflamatório da aurícula direita.

Pediatr Radiol 2001; 31: 351-3.

145. Le Cesne A.

Quimioterapia para sarcoma metastático de tecidos moles.

Presse. Méd 1995; 24: 1214-20.

146. Han P, Drachtman R, Amenta P et al.

Tratamento bem sucedido de um leiomiossarcoma cardíaco primário com ifosfamida e etoposide.

J. Pediatric. Hematologia/ Oncologia 1996; 18: 314-7.

147. Lombart-Cussac A, Pivot X, Cotesso G et al.

Quimioterapia adjuvante para sarcomas cardíacos primários: a experiência do I.G.R.

Br. J. Cancer 1998; 78: 1624-28.

148. Shanmugam G.

Sarcoma cardíaco primário.

Jornal Europeu de Cirurgia Cardio-Torácica 2006; 29: 925-32.

149. Abu Nassar SG; Parker JC.

Sarcoma Meta-analysis Collaboration.

Quimioterapia adjuvante para sarcoma de tecidos moles localizável e ressecável em adultos: Meta-análise de dados individuais.

Lancet 1997; 350: 1647-54.

150 Nakagawa Y, Ikeda U, Hirose M, et al.

Tratamento bem sucedido de linfoma cardíaco primário com anticorpo monoclonal CD20 (rituximab).

Circ J 2004; 68: 172-3.

151. Mayer F, Hermann A, Rudert M, Kinigstreiner M, Horger M, Kanz L, Michael B, Ziemer G, Hartmann J.

Sarcomas malignos primários do coração e dos grandes vasos em pacientes adultos: uma experiência de um único centro.

Oncologista 2007; 12: 1134-42.

152. Hussong JW, Brown M, Perkins SL, et al.

Comparação da ploidia do ADN, histologia e achados imuno-histoquímicos com o resultado clínico em tumores miofibroblásticos inflamatórios.

Mod Pathol 1999; 12: 279-86.

153. Ferbend P, Abramson LP, Backer CL, Mavroudis C, Webb CL, Doll JA, et al.

Granulomas cardíacos de células plasmáticas: resposta ao tratamento com esteróides orais.

Pediatr Cardiol 2004; 25: 406-10.

154. Pearson PJ, Smithson WA, Driscoll DJ, Banks PM, Ehman RE.

Granuloma de células plasmáticas inoperável do coração: diminuição espontânea do tamanho durante um período de 11 meses.

Mayo Clin Proc 1988; 63: 1022-5.

155. Meyns B, Vancleemput J, Flameng W, Daenen W.

Cirurgia para mixoma cardíaco. Uma experiência de 20 anos com seguimento a longo prazo.

Eur J Cardiothorac Surg 1993; 8: 437-40.

156. Surgimoto T, Ogawa K, Asada T, Mukohara N et al.

Tratamento cirúrgico do mixoma cardíaco e suas complicações.

Cardiovasc Surg 1993; 4: 395-8.

157. Castelli E, Ferran V, Octavio de Toledo, Cabbet JM et al.

Mixomas cardíacos: tratamento cirúrgico, resultados a longo prazo e recorrência.

J Cardiovasc Surg 1993; 34: 49-53.

158. Karnak I, Senocak ME, Ciftci AO, et al.

Tumor miofibroblástico inflamatório em crianças: diagnóstico e tratamento.

J Pediatr Surg 2001; 36: 908-12.

159. Roeltgen DP, Weiner G, Patterson LF.

Complicações neurológicas tardias dos mixomas da aurícula esquerda.

Neurologia 1981; 31: 8-13.

160 Donsbeck AV, Ranchere D, Coindre JM, et al.

Sarcomas cardíacos primários: um estudo imunohistoquímico e de classificação com seguimento a longo prazo de 24 casos.

Histopatologia 1999; 34: 295-304.

161. Mandard A.M, Petiot J.F, Manay J et al.

Factores de prognóstico em sarcomas de tecidos moles. Uma análise multivariada de 109 casos.

Cancro 1989; 69: 1437-51.

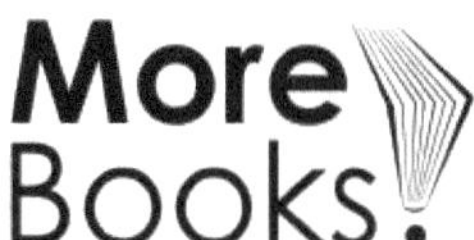

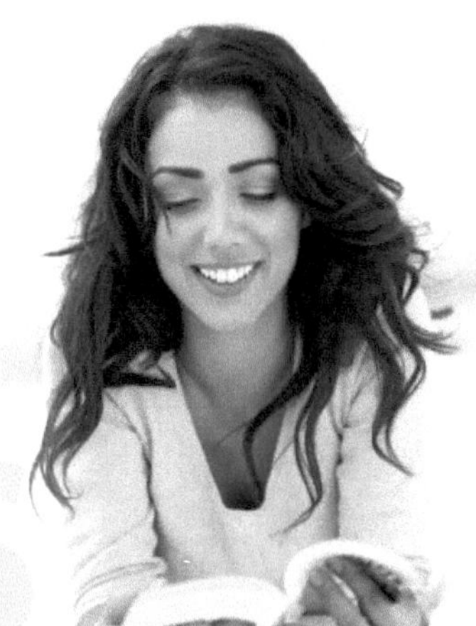

I want morebooks!

Buy your books fast and straightforward online - at one of world's fastest growing online book stores! Environmentally sound due to Print-on-Demand technologies.

Buy your books online at
www.morebooks.shop

Compre os seus livros mais rápido e diretamente na internet, em uma das livrarias on-line com o maior crescimento no mundo! Produção que protege o meio ambiente através das tecnologias de impressão sob demanda.

Compre os seus livros on-line em
www.morebooks.shop

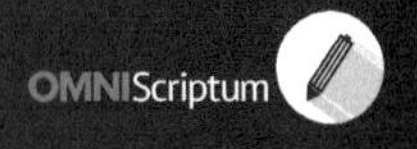

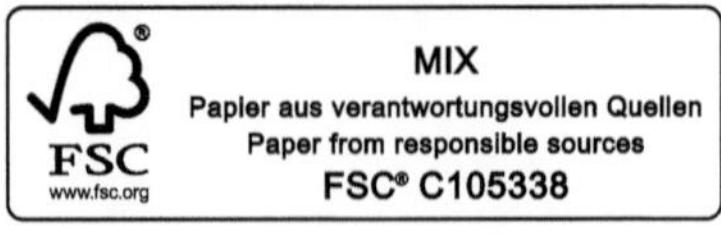

Printed by Books on Demand GmbH, Norderstedt / Germany